MODA
Y MODALES

GISELA MÉNDEZ

MODA Y MODALES

Todo lo que necesitas saber para influir y triunfar
en cualquier situación cotidiana

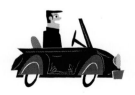

OCEANO

Diseño, ilustración de interiores y portada: Bogart Tirado Arce

Fotografía de la autora: Fernando Villa del Ángel

MODA Y MODALES

© 2016, Gisela Méndez

D.R. © 2016, Editorial Océano de México, S.A. de C.V.
Eugenio Sue 55, Col. Polanco Chapultepec
C.P. 11560, Miguel Hidalgo, Ciudad de México
Tel. (55) 9178 5100 • info@oceano.com.mx

Primera edición: 2016

ISBN: 978-607-527-063-0

Impreso en México / Printed in Mexico

Dedico este libro dos veces, NUEVAMENTE:

Primero, quiero expresar mi profunda gratitud a quienes han sido generosos conmigo en este camino de las letras, especialmente a Galia García Palafox y Carlos Puig, por mostrarme que la confianza está en uno mismo y que la perseverancia trae consigo bellos frutos.

En segundo lugar, lo dedico a mis "conejillos de Indias", es decir, a mis amigos, con los cuales he brindado y soñado. Con su tiempo, apapachos y paciencia me han permitido aprender más de lo que imaginé. Sin ustedes este libro no hubiera sido posible: cada uno me motiva a ser y a vivir en tolerancia y armonía, y con una perfecta imagen.

Gracias por las risas compartidas entre tazas de café, las anécdotas y vivencias, las carcajadas en cada burbuja de champán, gracias por enseñarme a guardar silencio ante un buen tinto, a sorprenderme con recetas nuevas y maridajes, a comerme los sueños a mordidas en rebanadas de pastel.

¡Estar cerquita de cada uno de ustedes hace más divertida la vida!

Gracias a Océano, ¡vamos equipo!

Amenazo con regresar…

ÍNDICE

CAPÍTULO OCHO

CAPÍTULO NUEVE

CAPÍTULO DIEZ

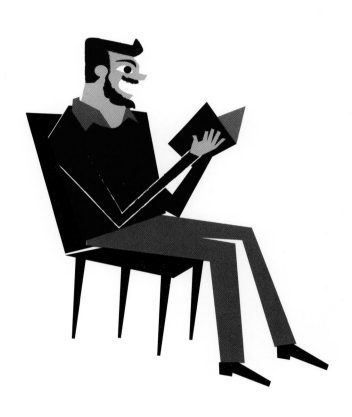

INTRODUCCIÓN

Durante los 20 años en los que me he desempeñado como consultora de imagen, en muchas ocasiones, mis clientes me consultaban sobre otro aspecto además de la imagen personal: la manera de comportarse adecuadamente en ciertos contextos sociales. Entonces me di a la tarea de investigar sobre la etiqueta y la comunicación personal, con ello logré dar asesorías más completas, así mis clientes están más satisfechos y felices. ¿Y, yo? Más tranquila y orgullosa.

Moda y modales nace de observar las inquietudes y necesidades de hombres y mujeres por sentirse bien en su vida cotidiana, por trabajar en un ambiente cordial, por convivir con respeto, incluso con quienes no conocemos.

Consideré adecuado tocar temas que van desde lo íntimo hasta lo público: tu habitación, casa, tu familia, tu ambiente laboral, tus fiestas, tus viajes. Es decir todo lo relativo a vivir mejor contigo mismo y en sociedad.

En cada capítulo abordo algunos asuntos básicos:

1) orden y limpieza,

2) lenguaje verbal y no verbal,

3) valores,

4) normas sociales (puntualidad, cortesía, amabilidad) y

5) cómo vestir de forma apropiada a cada situación.

Hago cierto énfasis en los valores como el respeto, la tolerancia y la honestidad, ya que son indicadores del nivel cultural de cada persona, y sin ellos la vida social no puede ser posible…

Pero no pienses que *Moda y modales* es un manual aburrido, ¡para nada! Es como un amigo que te aconseja cómo elegir un perfume adecuado para ti, que te ayuda a ordenar tu clóset, que te cuenta sus mejores estrategias para sobresalir en el trabajo, que va contigo a comprar un vino, que te acompaña cuando te subes al metro o sales a pasear con tus mascotas… **Nunca me olvido de ti.**

Intento que este libro te aporte herramientas para reafirmar la confianza en ti mismo, para adaptarte a las circunstancias que la vida te impone, para realizar con satisfacción todas las actividades que te propongas.

Moda y modales fue hecho para ti, porque eres único y me interesa propiciar tu bienestar y mejorar el trato con tu familia, colegas y entorno. ¡Ojalá lo disfrutes!

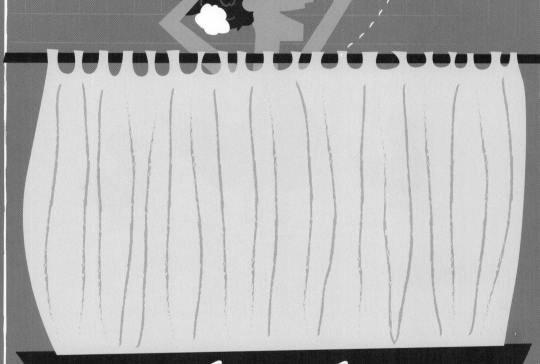

SÓLO TÚ

UNO

CUIDADO PERSONAL

Ya sea que vivas solo, en familia, en pareja o con amigos, la higiene personal siempre debe ser tu mejor hábito. Además, es fundamental para sentirte cómodo, contento y sano (no te voy a abrumar con todas las bondades que conlleva la higiene, sólo te diré que una persona limpia es menos propensa a las enfermedades y ¡luce más bella!).

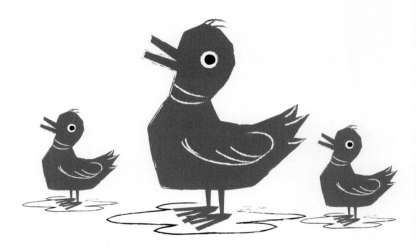

¡AL AGUA, PATOS!

El momento del baño es uno de los más placenteros y nos gustaría que durara mucho tiempo; sin embargo, debo despertarte a la realidad y pedirte que éste sea breve y efectivo, ¡niños y mujeres, primero!

- **Báñate una vez al día, mínimo.** Si vives en una zona de mucho calor, pueden ser dos veces. Las duchas son necesarias, todo depende de tu transpiración; sólo te pido que no exageres en el uso del agua, ¡rapidito, canta una canción breve (si es el caso) en la regadera!
- **Aséate para dormir.** Si no te es posible bañarte —o, como dice mi abuela, "darte una enjuagadita"—, por

lo menos lava tu cara, cepilla tus dientes y ¡a dormir! Dale más énfasis si vives en pareja.

- **Lava tus dientes.** Es básico al despertar. Cepíllate después de cada comida y usa hilo dental; dejar residuos entre los dientes provoca mal aliento y, claro, caries. Si no llevas contigo tu cepillo, enjuágate la boca con agua, pero intenta mantener tu dentadura limpia. Un buen aliento se agradece, y más cuando convives mucho tiempo con otras personas, ¡aire fresco para todos!
- **Mastica chicle por placer,** no para evitar lavarte los dientes… La goma de mascar no previene el mal aliento, lo único que puede ocasionarte es una buena gastritis.

¿Mal aliento?

La halitosis oral es causada por bacterias, ya sea en tu lengua o dientes, o por alguna caries, por eso es importante mantener limpia tu boca e ir al dentista mínimo dos veces al año. Si de plano tus dientes están en perfecto estado y sigues con mal aliento, ve al doctor, puedes tener problemas renales, hepáticos o hasta del tracto digestivo.

En muchas ocasiones nos da pena decirle a un familiar, amigo o compañero de trabajo que le huele la boca, ¿cierto? Pero debemos hacerlo.

Sé muy prudente y habla con él en privado.

- **Adiós al vello.** Las mujeres deben lucir una piel sin vello en piernas, axilas, bigote o patillas. En el caso de los hombres, si no desean cortarse el vello de las axilas, consérvenlas limpias. Si decides dejarte la barba y el bigote, dales mantenimiento diario: mantén el vello recortado y limpio. ¡Ah, recuerda que no se deben asomar cabellos en las orejas ni en los orificios nasales!
- **Mantén las uñas limpias** y cortas de todos los dedos… Es imperdonable dejar uñas o trozos de barniz en el baño, en la casa u oficina. Además, quitarse el barniz con los dientes daña tus uñas y denota ansiedad.
- **Limpia tu nariz en el baño,** sé discreto, ¡adiós, mocos!

- **¡No compartas!** Todos, absolutamente todos, los aditamentos de limpieza son personales (cepillo de dientes, cabello, jabón de barra, toallas). No prestes ¡nada!

TU ROPA

- **Mantén tu ropa limpia.** Toda la ropa que toca tu piel debe lavarse al primer uso, ya que transpiramos y dejamos olores en ella. Lo segunda capa, como un suéter, un chaleco o un saco, puede lavarse después de tres o cuatro puestas. Es más, un abrigo se manda a la tintorería sólo cuando lo manchas o cambia de dueño, si no, no es necesario (aunque puede ser útil para eliminar los olores de la calle, como el cigarro, el esmog, alimentos, etcétera).
- **Orea tu ropa.** Compra un perchero y al llegar a tu casa deja que tu ropa se ventile, después selecciona cuál se destina a lavar y cuál irá al clóset. Procura que le dé sol a tu ropa limpia, éste es un gran aliado para evitar el muy particular olor a humedad… ¡iugh!
- **Descálzate al llegar a tu casa.** Airea tus zapatos y déjalos descansar por lo menos un día. Procura tener dos pares del color que más utilices para que puedas alternarlos.

TU AROMA…

Estoy segura de que recuerdas a algún compañero de preparatoria que pasaba junto a ti y olía delicioso, ¿cierto? Y al mirarlo, éste lucía confiado y con prestancia, ¿por qué? Porque, aquí entre nos, a todos nos encanta que la persona que esté cerca huela bien. Pasa todo lo contrario con quien exagera; debemos ser sutiles y discretos. Un ligero aroma deja una huella difícil de borrar. Procura no caer en exageraciones, el exceso de perfume es, literalmente, un dolor de cabeza…

ELIJE TU AROMA PERSONAL… ¡MMM!

Elegir el aroma que te identifique y quede impreso en la memoria olfativa de cada persona que te conozca, no es cosa de unos minutos.

Sugiero que el ejercicio de seleccionar tu perfume lo hagas en fin de semana, ya verás por qué.

DÍA 1, VIERNES: pide muestras de perfume, que te lo apliquen en tus muñecas. Sólo debes elegir tres aromas: aunque no lo creas tu olfato se agota y ya no podrás distinguirlos. Espera las primeras notas de salida, después de aproximadamente media hora vuelve a oler tu muñeca: acabas de entrar en la nota media o "corazón del perfume", en este momento se manifiesta por completo el olor de tu fragancia. Ahora deja pasar entre tres y cuatro horas y así podrás descubrir las notas de fondo. ¿Qué tal?, ¿cuál te gustó?, ¿cuál se fijó más en tu piel?, ¿cuál huele mejor en ti?

Ahora sí, elige con conocimiento de causa: el que más te haya durado, el que mejor huela…

DÍA 2, SÁBADO: aplícate cinco disparos, y deja que tu pareja, familiares y amigos te den comentarios sobre la intensidad del olor: "te pusiste demasiado", "casi no huele", en fin…

DÍA 3, DOMINGO: ¡el desenlace final! Con base en lo que te dijeron, aplícate la medida exacta, ponte más o menos disparos según los comentarios que recibiste ayer. Oliendo rico y con la dosis adecuada, dejas una estela suave y coqueta al andar, ¡júntate conmigo!

Nota de salida, cabeza o punta	Nota media, bouquet o corazón	Nota de fondo
• Es lo primero que hueles • Debe gustarte • Son aromas ligeros en los primeros minutos	• El aroma ya se concentra en ti • Es la definición del aroma en tu piel • Aquí decides si te gusta o no	• Es el desarrollo por completo de ese perfume: las notas que se quedan, cómo se fijan y cuánto tiempo permanecen en ti

¿QUÉ EXPRESA UNA FRAGANCIA?

- **Fuerza y firmeza:** madera, lavanda y tabaco. Busca notas enérgicas, éstas denotan poder.
- **Cercanía y júbilo:** jazmín, violeta y cardamomo. Los aromas florales provocan confianza, pertenencia y fraternidad. Tus compañeros de trabajo te amarán.
- **Pasión e ingenio:** naranja verde, maracuyá y yuzu: date el gusto de ser percibido a donde vayas. Las fragancias frutales despiertan viveza, júbilo y entusiasmo.

SEGÚN TU PERSONALIDAD

Personalidad clásica: a quienes les gustan los olores intensos y definidos	
Hombre	Lavanda, bergamota, musgo y olores picantes
Mujer	Notas amaderadas, florales, orientales, voluptuosas y envolventes
Personalidad creativa: aquellos que viven relajados y son joviales	
Hombre	Menta y olores frescos
Mujer	Aromas florales y frescos, como lavanda y cítricos
Personalidad contemporánea: son seguros de sí mismos, les gusta estar al día y experimentar	
Hombre	Almizcle, ámbar y maderas
Mujer	Naranja, melocotón, manzana, ciruela

- **Para la mañana**, el agua de colonia y los olores cítricos son perfectos.
- **En la tarde**, los *eau de toilette* y las notas florales son ideales.
- **Durante la noche** es básico el perfume, pues tiene mayor concentración de la esencia.

Ahora filtra despacio esta información, envasa el conocimiento adquirido y, sobre todo, etiqueta a tu gusto y vuelve inolvidable tu vida. *Play it again, Sam!*

TU ESPACIO, TU CUEVA, TU GUARIDA, TU CUARTO...

Tu lugar más íntimo es tu habitación. Es el espacio donde te sientes protegido y seguro. Es el lugar a donde sólo puede pasar quien tú decidas. Por tal motivo debes hacerlo tuyo, desde cuidar la decoración, hasta mantenerlo aseado… ¡regresa a limpiar tu cuarto!

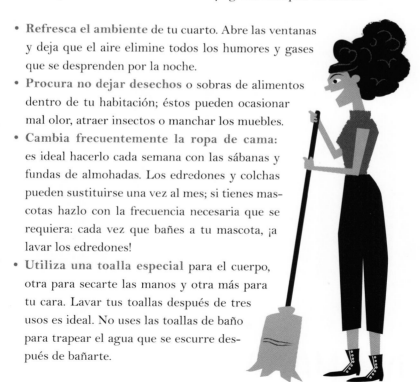

- **Refresca el ambiente** de tu cuarto. Abre las ventanas y deja que el aire elimine todos los humores y gases que se desprenden por la noche.
- **Procura no dejar desechos** o sobras de alimentos dentro de tu habitación; éstos pueden ocasionar mal olor, atraer insectos o manchar los muebles.
- **Cambia frecuentemente la ropa de cama**: es ideal hacerlo cada semana con las sábanas y fundas de almohadas. Los edredones y colchas pueden sustituirse una vez al mes; si tienes mascotas hazlo con la frecuencia necesaria que se requiera: cada vez que bañes a tu mascota, ¡a lavar los edredones!
- **Utiliza una toalla especial** para el cuerpo, otra para secarte las manos y otra más para tu cara. Lavar tus toallas después de tres usos es ideal. No uses las toallas de baño para trapear el agua que se escurre después de bañarte.

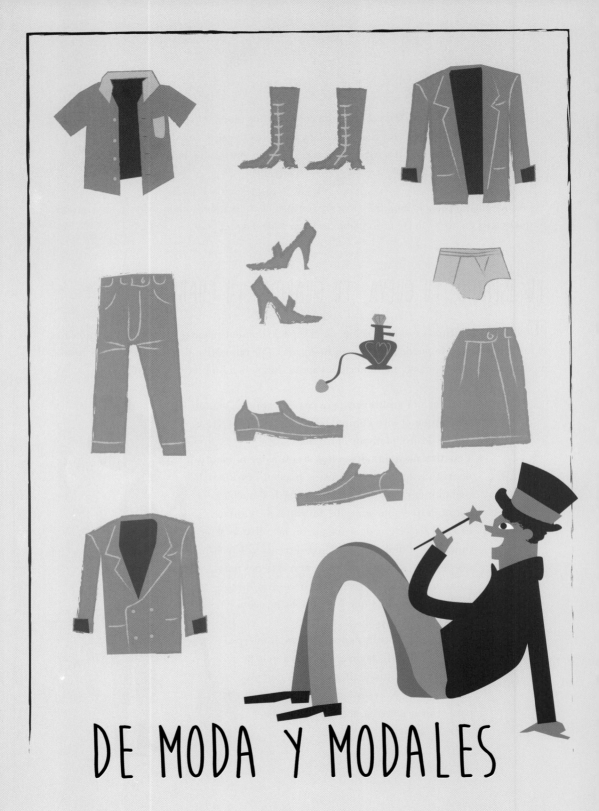

DE MODA Y MODALES

ORDENAR TU CLÓSET

Sólo tú sabes lo que hay dentro de ese lugar: tenebroso para algunos, insospechable para otros, pero muy tuyo. Hablo de tu clóset.

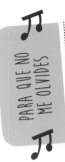

PARA QUE NO ME OLVIDES

Tu ropa es una gran inversión que se ve reflejada en tu imagen. No es necesario comprar mucha ropa para vestir bien. En mi libro *La mejor versión de ti* explico cuáles son las piezas básicas. ¿Qué requieres? Tres cosas: calidad, conocer tu colorimetría y elegir las prendas que necesitas a partir de tus actividades.

ORGANIZACIÓN DE UN GUARDARROPA

Ya sea muy sencillo o muy sofisticado, tu clóset es un espacio muy útil para tu vida diaria, pero ¿qué va colgado?, ¿qué va doblado?, ¿cuáles son los ganchos adecuados…?

La organización de tu guardarropa depende del espacio que tengas (de cuántas piezas tubulares tienes para colgar tu ropa, cajones o repisas). A continuación, te voy a dar las bases para que puedas organizarte. Estas indicaciones te permitirán administrar tu ropa para que luzcas muy bien en todo momento.

TODO CABE EN TU CLÓSET SABIÉNDOLO ACOMODAR

Doblados en cajones: ropa interior, camisetas, medias, calcetines, ropa de playa, ropa deportiva (shorts, licras, leotardos, sudaderas), suéteres y prendas de tejido, hilo o hilaza, pues si éstas se cuelgan, se deforman.

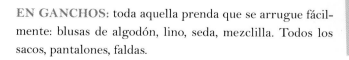

EN GANCHOS: toda aquella prenda que se arrugue fácilmente: blusas de algodón, lino, seda, mezclilla. Todos los sacos, pantalones, faldas.

EN FUNDAS: trajes de gala y abrigos o prendas que de plano no uses hasta la siguiente temporada (si tu casa es húmeda, olvida esta recomendación y utiliza algún producto antihumedad).

¡GANCHOS, A MÍ!

Primero: los ganchos nunca deben ser de metal. ¿Razón? Éstos marcan tus prendas y llegan a vencer algunas costuras, se deforman y al momento de usar alguna prenda deberás plancharla otra vez o se verá un "chichón" por la terminación del gancho. Las perchas de plástico no quitan espacio y son asequibles; las de madera y las forradas de tela también son muy buena opción para tu ropa.

Ya con los ganchos necesarios, sigamos nuestro camino a la paz mental (a mí me da el ataque cuando llego a las casas de mis clientes y veo sus clósets desordenados).

¡ES HORA DE ACOMODAR!

Inicia acomodando la ropa de izquierda a derecha sobre la guía tubular o tubo, de la misma manera en la que lees, esta forma le da orden a tus ideas, es de fácil lectura para tu cerebro y encontrarás más rápido tu ropa.

1. ACCESORIOS

Lo ideal es que tus cinturones, mascadas, bufandas y corbatas las enrolles y guardes en cajones, pero si no tienes espacio puedes colocarlos en la primera parte de la guía tubular. En tiendas departamentales puedes encontrar ganchos especiales. Usa uno para cada tipo de accesorio. Procura no meterlos todos juntos: alguna hebilla puede rasgar una bufanda o jalar una corbata de seda…

2. CHALECOS, BLUSAS Y CAMISAS

Te sugiero que inicies con los chalecos, ya que son prendas pequeñas que puedes ver fácilmente, pero al mismo tiempo suelen perderse si las ubicas entre pantalones, faldas y camisas.

Cada una de estas prendas va en un solo gancho, esto es para que sean visibles; además, si acostumbras plancharlas después de lavarlas, no se arrugarán.

3. PANTALONES

Según el espacio que tengas, puedes colocarlos uno por gancho o varios en un gancho de varios niveles (uno por cada nivel). La única recomendación es que evites colocar prendas del mismo color porque puedes confundirte y dejar de utilizar una prenda porque no la viste. Coloca un pantalón negro, uno blanco, uno rojo…, la idea es que todos los ganchos tengan colores diferentes.

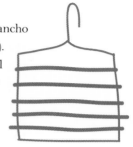

4. FALDAS

Existen ganchos con pinzas adheridas a los lados que te permiten sujetarlas y así guardar hasta tres piezas, dependiendo de la tela. Si no tienes ese tipo de ganchos, sólo dobla en dos tu falda, y ¡listo! Puedes poner hasta dos faldas en tu gancho. Recuerda: no cuelgues juntas dos prendas del mismo color.

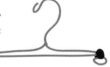

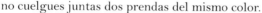

5. SACOS

Inicia por los sacos informales como *blazers* o *tweeds*, y después los formales; siempre lleva un orden.

6. VESTIDOS

Si te encantan los vestidos, eres una de las mías, así que dales la importancia que merecen y coloca uno por gancho. Si tienes varios vestidos de algodón ligero y poliéster, ésos sí pueden ir dos o tres en el mismo gancho.

7. LOS COORDINADOS

Ya sea un vestido con su saco, un pantalón a juego con alguna chaqueta, o un conjunto de falda y chaleco, los coordinados son prendas que prácticamente siempre se usan juntas. Al colgarlas, no las separes.

8. ABRIGOS Y CHAMARRAS, *¡LOS OLVIDADOS!*

Estas prendas se colocan en la parte más lejana, por así decirlo, para que no te estorben, ya que se utilizan según la temporada: en invierno prácticamente viven fuera del clóset, y el resto del año, ¡al rincón!

PARA QUE NO ME OLVIDES

- Sigue al pie de la letra las indicaciones de lavado y planchado de cada prenda.
- Si dudas qué tipo de lavado debes realizar, pregunta a tu tintorero.
- Si necesitas planchar alguna prenda y no sabes cómo, coloca un trapo húmedo sobre ella y plánchala a temperatura media.
- Utiliza las bolsas de la tintorería, córtalas por la mitad, así proteges las hombreras de tus prendas.

Una vez que ya tienes organizado tu clóset de acuerdo con los números, el reto es acomodar las prendas según el segundo nivel, es decir ordenado la ropa por color, yendo del tono más suave al más intenso, por ejemplo: rosa pastel, lila, malva… así, hasta llegar al negro.

- **Los cinturones** texturizados o de cadena deben colgarse en ganchos especiales.
- **Dobla las pañoletas** y colócalas en cajones, siempre y cuando no sean de seda, lino o algodón 100% porque se arrugan fácilmente; también pueden ir colgadas en ganchos.
- **Para los aretes,** collares, anillos, pulseras, utiliza compartimentos especiales o alhajeros.
- **Acomoda los zapatos** en la parte baja del clóset o en zapateras.

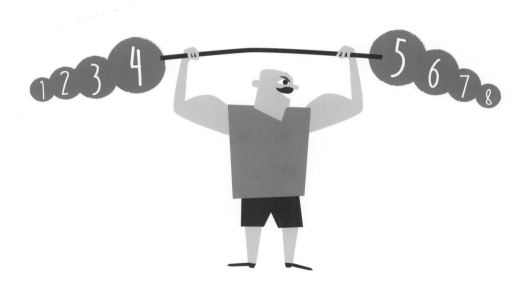

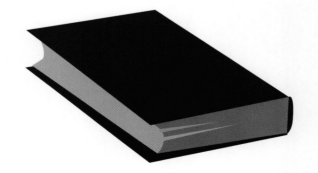

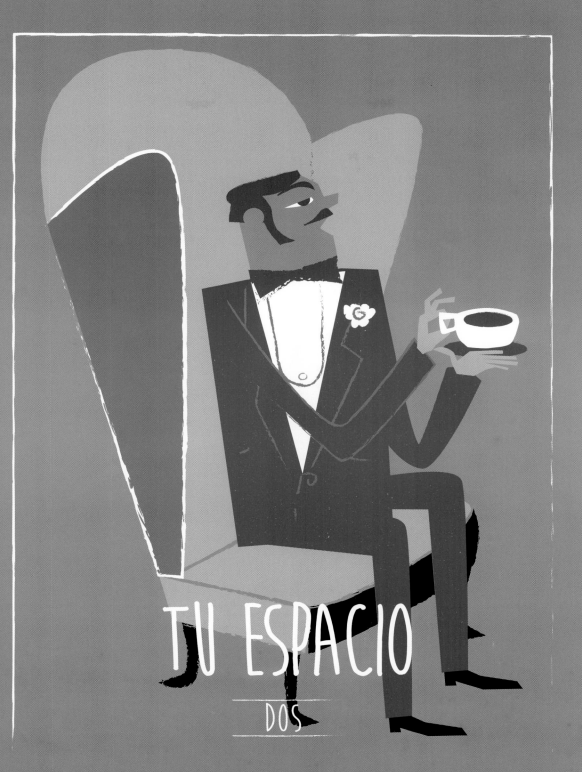

TU CASA

Tu casa es tu castillo, es el lugar donde recargas energía para triunfar todos los días, el espacio que te da seguridad, confort, descanso, armonía, libertad y más. Donde puedes realizar las actividades que deseas, pero sobre todo, ¡brindar! y compartir con tu pareja, hijos, familia, amigos, mascotas… En fin, disfruta al máximo tu espacio, cuídalo como a ti mismo, desde su mantenimiento hasta cada detalle que le incluyas: una lámpara, un salero, un color nuevo en alguna pared. ¡Aduéñate de tu territorio!

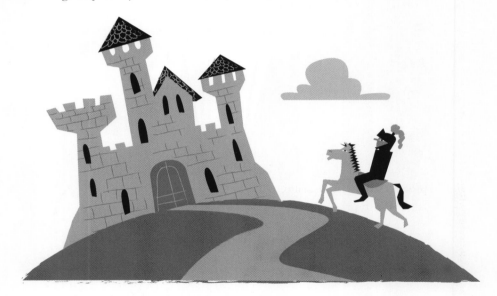

MANTENIMIENTO

Haz que tu hogar sea uno de los mejores lugares del mundo para ti y tu familia. Revisa:

- **Electricidad:** verifica las instalaciones y procura que no haya ningún corto o fuga de energía.
- **Pintura:** la falta de pintura muchas veces hace lucir tu casa descuidada. Puedes conservarla por más tiempo limpiando las paredes.
- **Agua:** cuida el agua, revisa las tuberías y las llaves y ¡cero fugas!

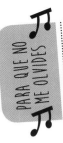

PARA QUE NO ME OLVIDES

Si el agua de tu regadera tarda en calentarse, coloca una cubeta y acumula el agua, podrás usarla para el wc, trapear, regar plantas o calentarla para bañarte con ella, ¿por qué no?

- **Limpieza:** nunca olvides que tu casa es una extensión de ti. Procura mantener limpio tanto el interior como el exterior. No limpies sólo por "encimita", mueve los muebles, aspira el polvo, limpia a detalle...

  La filosofía china del feng shui asegura que la limpieza atrae la prosperidad. Haz caso, verás cambios positivos en tu entorno.

- **Jardín:** si tienes jardín debes mantener el pasto corto, regar y podar árboles, arbustos y plantas. Si tienes macetas, también dales mantenimiento, las plantas siempre son bienvenidas en cualquier estilo de decoración.

- **Muebles:** cada uno de los objetos que tengas en tu hogar debe estar en perfectas condiciones. Si tienes muebles de madera evita el desgaste y procura que tengan brillo, limpiándolos con aceite o productos especiales para madera. Cuida el forro de los cojines, el tapiz de tu sala, las lámparas de las recámaras, los cuadros y cualquier objeto decorativo. Todo deberá estar limpio y reluciente.

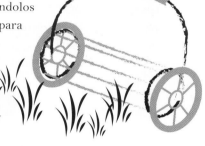
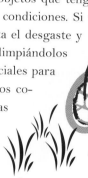

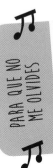

PARA QUE NO ME OLVIDES

- Ayuda con las labores de limpieza y mantenimiento de las áreas comunes y de tus espacios.
- Atiende con amabilidad la puerta y el teléfono.
- Toca las puertas, antes de entrar a cualquier habitación o al baño, espera a que respondan y si no escuchas nada, entonces sí: abre.

¡QUE VIVA LA FAMILIA! BUENO, A VECES...

Por más pequeña que sea nuestra familia, convivir puede ser un reto. Suele haber todo tipo de desafíos desde "¡Usaste mi champú!", "¡Apaga la luz!", "¡Bájale al volumen!" o "¡Traes puesta mi ropa!". Los desacuerdos pueden crecer dependiendo del ánimo de los miembros de la familia, por lo tanto, comencemos a poner reglas básicas para que la convivencia sea agradable...

- **Sé amable.** Nunca olvides dar los buenos días (o tardes o noches). ¡El que llega saluda!
- **Sé cordial.** Di "gracias" y "por favor". A estas sencillas palabras nadie se puede negar; por lo tanto, cada vez que pidas ayuda, no las olvides. Imprímeles un tono suave y coqueto y se convertirán en tus mejores aliadas.
- **Sé tolerante.** Respeta cada palabra y acción de las personas que viven contigo (cada cabeza es un mundo, ¿verdad?). Si estás en desacuerdo con algo, manifiéstalo con sutileza.
- **Sé respetuoso** con los espacios personales, lo tuyo a tus cajones. Y lo mío... al mío, ¡quita! Y, por favor, nunca revises papelería, mensajes o el teléfono de la persona con quien vives. Tampoco escuches conversaciones que no te incumban.
- **Sé paciente.** No todos hacen las cosas como tú quieres ni con la premura que deseas.
- **Sé congruente.** Si le pides a tus hijos ser ordenados, tú debes dar el ejemplo.

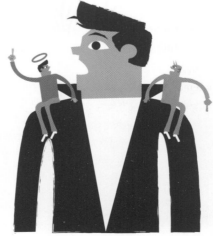

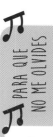
Los espacios de tu higiene... y más allá.
En el caso de compartir con varias personas el baño, establece horarios para usarlo, esto puede parecer obvio, pero no es tan simple, lo sé por experiencia... Recuerda que debemos cuidar el agua.

WC

Empecemos con uno de los lugares a los que por excelencia uno va solo: el wc, baño, retrete, inodoro, escusado, como quieras llamarlo. No se asuste, señor Alexander Cumming, hoy, gracias a su patente de 1775, hay retretes hasta en las calles...

El baño se usa sin horarios, aunque para algunas personas el "tiempo retrete" es muy apreciado...

Lo ideal es seguir algunas sugerencias:

- **Cierra bien la puerta.** Si no quieres que de pronto abran la puerta, ciérrala bien.
- **Avisa si ya se terminaron los insumos.** Así de claro, no dejes que la próxima persona se quede ¡sin papel!
- **Baja la tapa.** Esto puede evitar accidentes, nada se caerá al retrete si éste se mantiene cerrado.
- **¡Atínale al cesto!** Mete la basura en el bote, no la dejes por encima, a nadie le gusta ver los desechos, ¡créeme!
- **Envuelve y tira las toallas** femeninas en los botes de basura o contenedores especiales, nunca van dentro del wc, jamás las dejes expuestas, tienen un olor característico muy desagradable.

REGADERA

- **Tapa el champú.** Si no lo haces, puede entrarle agua o derramarse.
- **¡No las dejes colgadas!** Si habitúas lavar tus prendas íntimas mientras te bañas, no las dejes colgando en la regadera, porque, por más finas que sean, no se ven lindas entre el champú y el jabón, además deben tomar sol. Nuestras abuelas no se equivocaban: el sol es un desodorizante natural.
- **¡Aguas, aguas!** Es buena idea colocar un tapete de baño al salir de la regadera, éste evitará que mojes todo el piso; además, la sensación térmica al salir de la ducha será más agradable.

- **Recógelos.** Es totalmente sano y natural que pierdas cabellos a diario, pero no es agradable mirarlos por las paredes, cortinas y piso del baño. Es indispensable recogerlos con un trapo o papel de baño.

LAVABO

Siempre que lo uses déjalo impecable. No dejes restos de pasta de dientes o de jabón. Si te rasuras o te cortas las uñas, procura no dejar rastros o residuos a la vista.

¡Piensa en el siguiente usuario, deja el baño como te gustaría encontrarlo!

ASISTENTES DEL HOGAR

Tener ayuda en casa te permite realizar otras actividades y disfrutar más tiempo de calidad. ¡Gracias a todas aquellas personas que ayudan en casa!, ¡son la luz de los hogares!

COMUNICACIÓN

Pide los documentos que sean pertinentes para tu tranquilidad (comprobante de domicilio, identificación oficial, alguna referencia). Si esa persona va a entrar a tu casa, debe crearse una relación de confianza.

Establece horarios, costumbres, gustos, responsabilidades, remuneración y otros detalles que deben ser hablados previamente: llamadas personales, permisos para llegar tarde, anticipos de sueldo, vacaciones… ambas partes siempre deben estar de acuerdo. Considera que pueden ocurrir eventualidades en una relación de este tipo.

Es muy fácil vincularse con las personas que colaboran con nosotros: trátalos como te gustaría ser tratado. Tú tienes el poder de hacer que se sientan cómodos.

- **Interésate por ellos.** Pregúntales por su familia, por su salud, por su estado de ánimo. Esto propicia una convivencia más placentera.
- **Agradece.** Sin duda es agradable recibir reconocimiento por una tarea bien hecha. Nunca está de más decir "¡qué rica sopa!" o "mi camisa quedó muy bien planchada". A todos nos motivan las palabras de gratitud.

- **Respeta sus horarios de comida.** Al igual que tú, ellos disfrutan comer en tranquilidad, así que sé prudente con esos momentos.
- **Permite un tiempo de descanso.** Todos requerimos relajarnos un poco, tomar una taza de café o simplemente distraernos leyendo alguna nota periodística, escuchando el radio o viendo algún programa.
- **Sé equitativo.** Si las personas que colaboran contigo viven en tu casa, asegúrate que sus espacios y sus muebles estén en excelentes condiciones. Dispón ropa de cama en perfecto estado o nueva.
- **Otorga seguridad social.** Hoy en día puedes registrar a tus empleados en el seguro social de manera voluntaria.
- **Dales uniforme o ropa de trabajo.** Es ideal para que no gasten o maltraten su propia ropa.

TUS VECINOS

¿YO?, ¿HABLAR CON EL VECINO?, ¡QUÉ FLOJERA!

Actualmente vivimos con mucha gente a nuestro alrededor, ya que en las ciudades los espacios son reducidos. Pero, por contradictorio que parezca, hablamos cada vez menos con los vecinos; lo cual es una lástima, porque esas personas son precisamente las más cercanas a nosotros y pueden apoyarnos en alguna emergencia.

Estoy consciente de que también hay vecinos a quienes de verdad no quisiéramos tener cerca… pero ¿qué te parece si mejor tomamos en cuenta algunas medidas prácticas para convivir en armonía?

Empecemos con un principio básico (y de salud mental): no te metas con la vida de los demás. Como dice Martha: que cada individuo viva como quiera… Pero saliendo de la puerta de su casa, ¿qué creen? Hay otros seres humanos a los cuales nos gusta vivir en armonía, por lo tanto:

EN EL EDIFICIO O FRACCIONAMIENTO

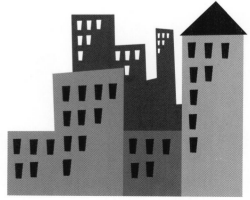

- **Paga tus cuotas,** ya sean de mantenimiento, agua, luz, gas, teléfono… Todos usamos los lugares comunes, por lo que debemos pagar a tiempo, ¿verdad, Lolita?

- **Acata las políticas** y reglamentos de tu condominio. Si tu lugar de estacionamiento es el que está balizado de azul, no te metas en el rojo, ¡ni un cachito, por favor!

- **Asiste y sé puntual** en todas las juntas vecinales, para que sean rápidas y eficientes. Eso de repetir todo tres veces es una grosería para los que sí llegaron a tiempo.

- **Respeta las áreas comunes.** Los jardines, elevadores, pasillos, estancias, patios, azoteas, estacionamientos… TODO es de todos. Debes cuidar esos espacios y permitir que los demás puedan usarlos. Si algún vecino realiza alguna acción en contra del lugar donde cohabitan, díselo directamente; si hace caso omiso, dirígete a la administración y soluciona el problema rápidamente. Dejar pasar el mal entendido, genera tensión. ¡Háblele!

- **Honestidad.** Si tú o alguno de tus hijos ocasionaron un desperfecto al condominio, ni modo, te toca pagarlo.

- **Elimina el síndrome de la decoración aérea.** No cuelgues la ropa en las ventanas, en las puertas o en las sillas; nadie debe conocer "tus trapos" aunque estén limpios, ¡cero *chones* al aire!

LOS DEMÁS

- **Saluda y despídete.** Nada te cuesta saludar al vecino. Como diría mi papá: "A nadie se le niega una sonrisa", y el resultado es realmente sorprendente. ¡A ver, una sonrisita!

  También es necesario que seas paciente y amable con los niños.

- **Supervisa.** Si tus hijos están jugando en la calle o en las instalaciones del condominio y son pequeños, sal a vigilarlos, ocasionalmente. Si hay algún disgusto entre niños deja que ellos se arreglen, éste es un momento perfecto de aprendizaje y tolerancia para todos. ¡José María, bájate de esa escalera!

- **Ayuda.** "Vecino, ¿me regala una taza de azúcar...?" "¡Claro!, ¿blanca o morena?" Cuando puedas, ayuda a tus vecinos, uno nunca sabe cuándo puede necesitar su apoyo.

- **Sé solidario.** Si llega un nuevo vecino, preséntate y ofrécele ayuda de forma cortés

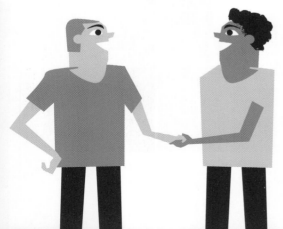

y rápida, con alguna sugerencia o información útil, en horarios prudentes. Si tienes pareja hazlo en nombre de la familia. ¿Estás soltero? Ve, toca y ofrécete… a ayudar, ¿eh?

- **Procura entregar cuanto antes** y tal como te prestaron cualquier accesorio o herramienta que le hayas pedido al vecino. ¿Dónde está el desarmador?

- **Establece límites,** si un vecino te invita a pasar a su casa un momento, procura que tu estancia sea muy breve. Y por favor, límpiate los pies antes de entrar y más si es temporada de lluvias. Deja tu paraguas o gabardina en la entrada, ¡cero charcos!

- **Sé discreto.** Es agradable tener confianza con los vecinos, pero no les cuentes todo de tu vida (ni de los demás), cada quien en su espacio. ¡Aquí no vive!

- **Evita ruidos molestos.** Considera el sueño de los demás, jamás taladres o uses un martillo un sábado por la mañana (tampoco muy noche), ni laves el patio con la música de reguetón a todo volumen, durante tiempo prolongado (en gustos se rompen géneros).

- **Cuida los olores.** Al cocinar, sobre todo en espacios pequeños, sé prudente con el asado de chiles, ajo y cebolla… ¡cof, cof!

- **Festeja con prudencia.** Si tienes una fiesta o reunión, revisa las políticas del condominio o fraccionamiento. Si no hay nada escrito, sólo evita la música a un volumen excesivo y a altas horas. Mejor aún: invita a los vecinos, ¡*touché*!

TUS MASCOTAS

Cualquier mascota es un miembro más de la familia y, como tal, debemos cuidarla y amarla.

PRESUPUESTO: toma en cuenta todo lo que gastarías en comida, vacunas, trastos, jabones, juguetes, entrenamiento… Saca cuentas y si te alcanza puedes tener a tu mascota, si no, espera un mejor momento financiero.

ESPACIO: las mascotas necesitan sentirse seguras y tener un espacio para ellas. Nada de andar improvisando, ¡los animales no deben vivir en las azoteas!, no deben estar sin amor ni lejos de sus dueños.

TIEMPO: ¿qué crees? Las mascotas requieren tiempo y cuidados: varios paseos al día, visitas al veterinario, baño, juego y caricias… Ya sea que tengas un perro, un gato, aves o hasta peces, hay que tener tiempo para atenderlos y saber cómo se encuentran.

ALIMENTO: toda mascota requiere alimento especial. No se te ocurra darle las sobras de tu comida, ¡no! Tus mascotas se merecen alimentos de calidad. Hoy en día hay muchas marcas, busca la que les convenga a los dos.

CERO MALTRATO: no está de más comentarte que jamás debemos maltratar a ningún animal (además las leyes de protección animal te podrían sancionar). Si estás desesperado porque no tienes los medios o ya no quieres cuidarlo, es mejor que lo des en adopción.

CON LAS VISITAS: no toda la gente está acostumbrada o le agradan los animales y es válido. No todos tus visitantes serán "animaleros", por lo tanto respétalos y no los obligues a convivir con tu mascota. Mantén entre ambos una distancia prudente.

EN LA CALLE: vivir en sociedad te compromete a levantar las heces de tu perro, cuidar que no dañe el entorno, que no muerda a nadie, en fin… Tu mascota debe salir con correa, ésta te ayuda a evitar algún accidente, pero también es para que no se extravíe. Asegúrate de que su collar tenga una placa con tu dirección y una insignia antirrábica. Así tu mascota será bienvenida en cada calle, jardín o área común de tu condominio o en el parque.

Si tomas en cuenta estas indicaciones, ¡felicidades!, eres el dueño responsable de una mascota feliz.

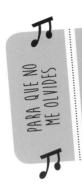
MI CASA ES TU CASA...

Al dar hospedaje a familiares o amigos, debes ser consciente de la responsabilidad moral y social que conlleva. No se trata de dar las llaves y ya, estás haciendo partícipe a tu invitado de tu intimidad y de tus costumbres (quizá también las de tus vecinos). Por eso debes tomar algunas precauciones.

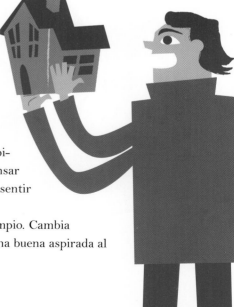

- **Si aceptaste invitados** en casa, hazlo feliz. Si no puedes o no quieres, dilo abiertamente: "No puedo recibirte", "No tengo espacio", "En este momento no puedo recibirte". La verdad siempre es mejor y hasta se agradece. No conviertas una visita en un suplicio.
- **Recibe como te gustaría** ser recibido. Tómate unos minutos para pensar en tus huéspedes y cómo hacerlos sentir en casa.
- **Deja el cuarto impecable,** muy limpio. Cambia las sábanas, fundas, colchas y dale una buena aspirada al colchón, ¡adiós a los ácaros!

- **Los gastos de la estancia** corren por tu cuenta, a menos que se queden más tiempo del que consideres adecuado. Si éste se excede por más de dos semanas debes hablar con ellos y repartir los gastos de la comida y los servicios de la casa. En el caso que tú puedas (y quieras) solventarlos, ¡calladito y aguanta!
- **¿Vas a tocar un tema delicado** con los habitantes de tu casa? Procura hacerlo cuando tus invitados no estén. Hablar en susurros podría incomodar a tus huéspedes.
- **Antes de recibir a alguien,** pregunta a todos si están de acuerdo. Si no es grata la persona para cualquier habitante de tu casa, lo siento, no se queda. ¡He dicho!

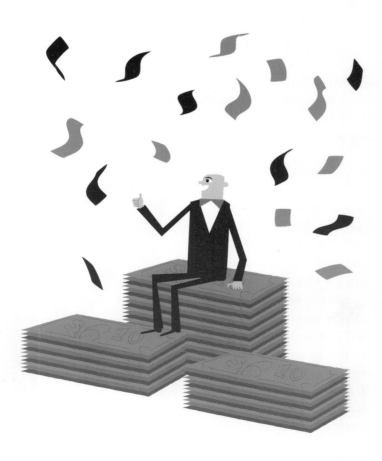

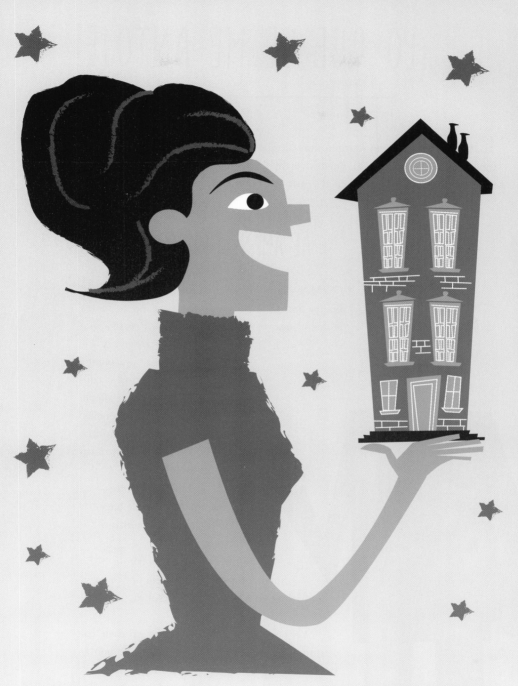

DE MODA Y MODALES

¡LO QUE SE ME ANTOJE!

Estar en casa te da un margen muy amplio para vestir a tu aire (siempre y cuando no tengas algún compromiso), puedes vestir ultracómodo (sólo tu familia o tu pareja te verán), o hacer alguna travesura al vestir. En tu casa quien manda eres tú.

AL AMANECER...

PIJAMA: para estar cómodo puedes usar una pijama una talla más grande (pero no te vistas de costal, eso te hace ver enorme). Procura que esté en buen estado y visualmente sea agradable, cósela si está rota o corta algún hilo que aflore. Evita las transparencias, pues si vives en familia, puede resultar un tanto inoportuno.

Una imagen descuidada te puede hacer sentir incómodo contigo mismo.

Si llevas todo el día con la misma pijama, cámbiatela por favor y date un baño, eso nunca sobra.

PANTS: úsalos sólo para estar en casa, camino al gym o en alguna ocasión momentánea. Eso de andar todo el día en pants… ¡no!, porque puede dar una apariencia de desaliño. Por más finos o en tendencia que estén, fueron diseñados para actividades deportivas, no para salir con tus hijos a las dos de la tarde ni para ir al dentista. No debemos vivir en pants.

ACCESORIOS: puede que decidas no usarlos, la idea es estar cómodo, sin perder la limpieza y decoro para con los demás. Si los usas, procura que sean sencillos y se encuentren en buen estado.

GUÍA RÁPIDA PARA VESTIR EN CASA

Úsalos si...	Mujer	Hombre
Estás en casa leyendo, mirando TV o en la computadora haciendo "adobes"	· Jeans · Blusa básica, playera, cárdigan corto o largo · Mocasines o tenis de loneta	· Jeans · Playera, cárdigan o hoodie · Mocasines o tenis de loneta
Estás en casa con familiares	· Vestido de algodón cómodo y suelto, vestido camisero o tipo túnica · Falda · Blusa · Botas vaqueras o flats	· Pantalones caqui · Playera · Mocasines · Cinturón texturizado
Tienes una reunión con amigos y familiares en casa	· Vestido envolvente · Pantalón de vestir o jeans · Blusa formal, camisera o de algodón · Zapatillas de tacón bajo	· Pantalones caqui · Camisa o playera tipo polo · Mocasines o botas

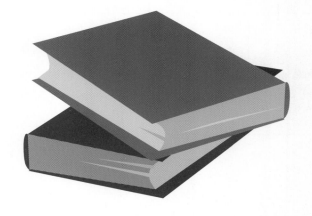

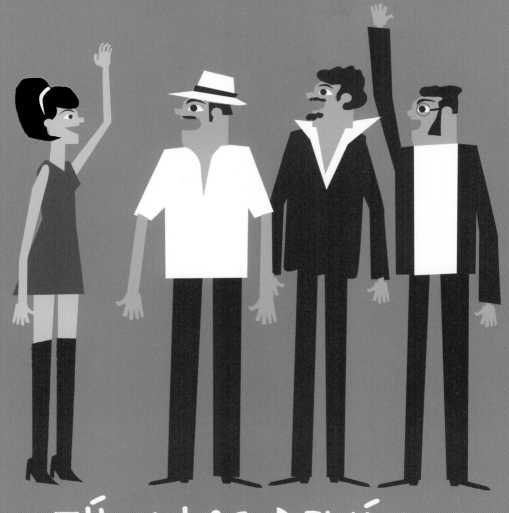

TÚ Y LOS DEMÁS

TRES

Es difícil precisar el origen de los saludos, pero desde hace mucho tiempo los hombres establecieron esa norma básica de cortesía. Por ejemplo, los griegos se saludaban levantando la mano derecha y se estrechaban la mano sólo en actos de carácter religioso y compromisos solemnes. En el medievo, cuando dos hombres se encontraban en un camino, tomaban con la mano izquierda la espada y con la derecha se saludaban, esto indicaba que iban en son de paz…

Para conocer a alguien no hay nada mejor que presentarte; sin embargo, hay muchas maneras adecuadas a cada situación. Una primera impresión tiene tanto peso que si ésta no es la apropiada tu mensaje no tendrá el valor que necesitas, y requerirás hasta diez contactos para cambiar dicha impresión.

¡HAO! SALUDOS Y DESPEDIDAS

Todos los días es elemental saludar y despedirse cuando llegamos o nos retiramos de algún lugar o reunión. ¿Por qué no empezar desde temprano, al momento de salir de tu casa? Vuélvete visible.

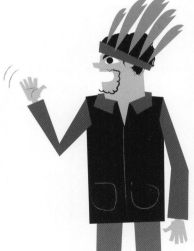

UN GRAN SALUDO SE DA CON...

- **Contacto visual,** sutil y continuo; esto hará sentir a tu interlocutor escuchado y atraído a ti de manera espontánea. El contacto visual es fundamental para obtener credibilidad. El secreto es mirar a tu interlocutor a los ojos, pero no demasiado, pues esto hará que las personas se sientan intimidadas. Por otro lado, no bajes la mirada, ¡no se vale agachar la cabeza!

- **Un ligero estiramiento** del brazo te permite mantener una distancia ideal para mirar (y recordar) a la persona que te están presentando.
- **Un ligero apretón** es suficiente para mostrar seguridad y confianza.
- **Sonreír y decir tu nombre.** Después debes separarte ligera y rápidamente ¡y tantán!
- **Si llegas a un recinto** y la gente ya está sentada, no saludes a nadie, sólo asiente con la cabeza, o saluda con una sonrisa.

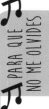

PARA QUE NO ME OLVIDES

La postura
Un buen modo de andar por la vida, demanda más que sólo pisar fuerte. Una magnífica postura llama la atención y revela seguridad.

DE PIE

Colócate de forma erguida, con la espalda recta y procura mantener el abdomen contraído, esto te hace ver con más altura y mejor figura. Deja que tus brazos caigan suavemente a los lados y flexiona las manos ligeramente al frente. Nunca mantengas los puños cerrados, eso indica agresividad o incomodidad.

- **Hombres:** abre los pies al ancho de tu cadera, eleva ligeramente el pecho, deja caer tus brazos sin rigidez y párate firme, puedes meter una mano a la bolsa de tu pantalón dejando tu dedo pulgar fuera, ¡y nunca olvides mirar al frente!
- **Mujeres:** si traes tacones, lo ideal es poner un pie ligeramente atrás del otro y ladear sutilmente tu cadera.

TOME ASIENTO, POR FAVOR...

La clave para una postura correcta al estar sentado es mantener los pies apoyados en el piso en un ángulo de 90 grados, con la espalda y el abdomen rectos (de manera natural, relajada), no es necesario que te recargues en el respaldo de la silla.

- **Hombres:** en ocasiones informales cruza tus piernas desde tus tobillos, o siéntate con las piernas estiradas al frente.

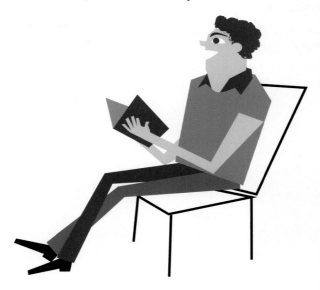

- **Mujeres:** mantén tus piernas y pies juntos. Puedes inclinar tus piernas juntas a la derecha o izquierda, o puedes cruzar sutilmente los pies, siempre y cuando tus tacones toquen el piso. Llevar pantalón te permite estirar un poco más las piernas o cruzarlas con mayor facilidad.

¿Por qué no cruzar las piernas en un acto formal? Para que no luzcas torcido, pues al levantarte te desajustas y pierdes elegancia.

¿QUÉ DICE TU SALUDO?

- **Rápido y sin fuerza (con muy poco contacto visual):** indica que saludas por compromiso, que no te interesa mucho platicar y no estás cómodo con la situación.

- **Muy apretado,** demasiado enérgico o exagerado: proyecta nerviosismo e inseguridad.
- **Con un golpe** al hombro, sutil pero llano: deseas "marcar territorio" e indicar superioridad, muy en el tono político de antaño (cualquier parecido a la vida real es mera coincidencia).
- **Con la palma** de la mano hacia arriba: demuestra tolerancia, amabilidad y deseo de interactuar con la otra persona.

NO DES LA MANO (NI BESOS), SI TU INTERLOCUTOR...

- **Lleva prisa.** Con un "hola", "éxito" o "suerte" es más que suficiente, no seas imprudente y déjalo ir.
- **Está enfermo,** ya que puede sentirse cansado o débil.
- **Tiene una discapacidad motriz,** lleva muletas o andadera, ya que lo puedes hacer perder el equilibrio. Saluda con palabras.
- **Está comiendo.** En muchas ocasiones nos apoyamos de las manos para comer o las usamos como cubiertos. No importunes.

Tampoco des tu mano si está sucia. Comenta la razón: "Lo siento, acabo de cambiar una llanta", "Estoy cocinando".

MOMENTO DE HACER LAS PRESENTACIONES, ¡LISTOS!

Presentar a una persona debe ser un acto franco y agradable, es el momento propicio para que dos personas se conozcan y entablen una relación de cualquier índole.

LOS TÍTULOS MÁS SENCILLOS SON LOS MÁS BONITOS

Los títulos nobiliarios son poco comunes, por lo tanto en los contextos cotidianos no se usan. En la actualidad utilizamos el nombre propio y el apellido y los tratamientos "señor, señora, señorita, don, doña"; mientras que en contextos de trabajo usamos los relacionados con la profesión de la persona (ingeniero, doctor, maestro, profesor, arquitecto, abogado, etcétera): Adriana Martínez, la abogada Loera, el doctor Eugenio Barrera, la señora Roca, don Gustavo, la profesora Elizabeth, etcétera.

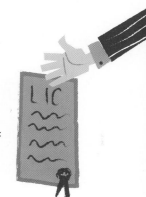

- **No utilices los diminutivos** "seño" por señora o señorita o "lic, doc, inge, arqui" ni los tratamientos en otro idioma: "miss, madame, teacher"; parecería una burla. También evita los apodos, pues éstos pueden herir a la persona.

- **¿Cómo te llamas?** ¿Se te olvidó el nombre de la persona a quien vas a presentar? Con toda tranquilidad puedes decir: "Se me borró por un momento tu nombre", deja que ella se presente y no digas más. Si quien te está presentando olvidó tu nombre, ayúdalo y preséntate: "Hola, soy Ilana".

- **¡Ouch, me equivoqué!** Si te confundiste de nombre, tan sólo aclárelo: "¿No eres Marcela?, me equivoqué, lo siento…" Evita decir: "Es que te pareces", "Es por mi edad".

- **¿Cómo se dice?** Para los nombres extranjeros es totalmente válido pedir a la persona que mencione de nuevo su nombre, y tú repetirlo (las veces que sean necesarias) para corroborar si está bien dicho. Es preferible hacerlo en la primera presentación a que siempre lo digas mal: "Se escribe Puig y se pronuncia *Puch*".

- **¡Muac *vs.* croac!** La privacidad o la cercanía se relacionan con tu cultura y con tu autoestima. Saludar de beso hace que la gente entre a ese espacio íntimo al cual pertenece tu pareja, familia, amigos y mascotas. Si saludas de beso a una persona desconocida estás ingresando en un espacio vedado, con lo cual puedes incomodar. Lo ideal es ¡no besar! sobre todo en las presentaciones de trabajo.

  Si alguien te saluda de beso y tú no quieres, da sólo la mano e inclínate ligeramente hacia atrás (puedes decir que no te gusta que te saluden de beso). También puedes recibir el beso y al despedirte sólo dar la mano. ¡Ya sé!, puedes caer mal en un primer momento, pero poco a poco la gente entenderá.

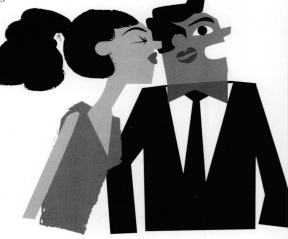

LA PUNTUALIDAD

¡Calma, calma! Yo sé que en las grandes ciudades, este tema resulta un problema, pero debemos valorar el tiempo de los demás.

Llegar tarde a una reunión implica poco compromiso… llegar muy temprano también es una descortesía (20 minutos antes ya es una exageración), así que ni un minuto más ni uno menos.

- **Ubica el lugar** a donde te diriges antes de salir. Si no sabes cómo llegar, pregunta uno o dos días antes de la cita.
- **Sal con tiempo,** previniendo contratiempos como el tráfico y las marchas.
- **Si vas a llegar** tarde, avisa. Con esto muestras interés y quien te espera te lo agradecerá.
- **Cancela** si tuviste un contratiempo, enfermedad, accidente o un trabajo de última hora, ¡todo es posible! Llama cuanto antes y ofrece una disculpa.

¿TÚ DE QUÉ HABLAS?

Hablar implica comunicarte y expresar tus emociones, por eso nos gusta tanto charlar con familiares y amigos. Hablando nos involucramos y nos hacemos cómplices de la gente cercana a nosotros. Para lograr mejores relaciones siempre toma en cuenta lo siguiente:

- **No acapares** la conversación, deja que participen los demás. Por favor, no seas el centro del espectáculo…
- **No toques** temas que no conozcas, así de simple.
- **Lee para aumentar** tu vocabulario y también enriquecer tus comentarios con alguna fecha o dato relevante.
- **Toca otros temas** además del trabajo, no canses a tu interlocutor, despeja tu mente y ¡a bailar!
- **Evita hablar** en susurros, es de muy mal gusto hacerlo frente alguien más. Si estás frente a dos personas que secretean, retírate.
- **En un mundo** globalizado lo ideal es que todos se puedan comunicar. Si alguien no habla el idioma local, todos deberán hacer un esfuerzo por comunicarse en una lengua que sea conocida por todos como el inglés.
- **Evade discusiones** y regaños. Es realmente incómodo ver reñir a dos extraños o amigos en una reunión.

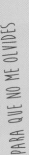

Para hablar con corrección, evita:

- Muletillas: ¿no?, o sea, este..., pues...
- Barbarismos: venistes, dijistes, siéntensen, cállensen, trompezar, hubieron.
- Contracciones: yastá, ¿comostás?, tons, pa'llá, pa'qué, quiorasón.
- Mala pronunciación: picsa, tatsi, pior.
- Coloquialismos: carnal, mana, güey.

En tu celular

Si tienes una conversación formal en mail, mensaje o redes sociales evita escribir abreviaturas que no todos comprenden: XQ, PLS, QPX, TNKS, DND?, LOL, WTF, NTC, BFF, XD, además éstas debilitan el lenguaje.

Evita el uso excesivo de emoticones, todos los interpretamos de diferente manera.

HABLANDO CON NIÑOS

Entablar una charla con niños es un placer, ya que gracias a ellos redescubrimos pequeños detalles que ellos avivan con su frescura infantil. No te pierdas la oportunidad de escuchar sus narraciones, expresiones y sus inquietudes.

- **Charla con ellos** de manera natural y relajada.
- **Evita las onomatopeyas** (no le digas "guaguá" a un perro), eso retrasa su vocabulario. ¡Al pan, pan y al vino, vino!
- **Resuelve sus dudas.** Si te preguntan algo que no sabes, no inventes, mejor investiga y respóndeles después.
- **No les digas mentiras.** No trates de engañarlos o de encubrir cosas, puedes tocar con sutileza algunos temas fuertes o decirles que se los explicarás en otro momento, ¡y cúmplelo!
- **Da instrucciones** cortas y claras.
- **Permite que se expresen** sin ser reprimidos, pero dales recomendaciones. Debate con ellos, hazlos pensar.

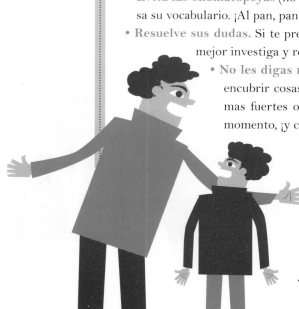

HABLANDO CON ADULTOS MAYORES

Hay una cosa muy importante que debemos hacer cuando nos encontramos con los adultos mayores o personas en "edad de oro": ser paciente, muy paciente. Te lo digo con certeza: mi padre tiene noventa años y otros familiares tienen casi cien años… ¡longeva familia mía!

Aquí mis recomendaciones para comunicarte mejor con ellos:

- **Llámales o visítalos:** inclúyelos en las reuniones y en las pláticas. Respeta sus formas y opiniones. Algún día tú serás viejo, y te gustará que te tomen en cuenta.
- **Recordar es volver a vivir.** Tú puedes ponerlos al día sobre ciertos temas, mientras que ellos pueden tener muy buena memoria y ser muy lúcidos, así que pueden aportar a las conversaciones muchas anécdotas interesantes del pasado.
- **Sube el volumen de tu voz,** sólo si es necesario, ajustándote a sus niveles auditivos. También habla un poco más despacio y utiliza oraciones breves.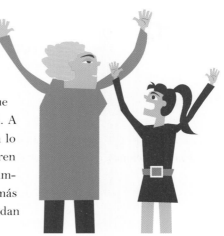
- **A mi manera.** Una gran debilidad que se exterioriza con los años es la necedad. A esa edad, las personas consideran que ya lo vivieron todo (en parte es cierto) y quieren hacer las cosas a su modo. No trates de imponerles nada, permite que ellos sean lo más autosuficientes que puedan, y que decidan cuándo necesitan ayuda.

PARA QUE NO ME OLVIDES

Agradecer…
Decir "gracias" es expresar gratitud o afabilidad por algo que alguien hizo en nuestro favor. En México, por ejemplo, las culturas prehispánicas, como los mayas y los mexicas, tenían la costumbre de agradecer y rendir tributo a los dioses por lo que recibían a diario.
Agradecer es una llave mágica en nuestras relaciones, crea un ambiente positivo y favorable en cualquier contexto social.

CITAS

LA EXPECTATIVA: ¿ERES TÚ, CARLOS...?

Cuando no conocemos a alguien y tenemos una cita (personal o de trabajo), solemos prejuzgar; eso es parte de nuestra naturaleza. Pero temo decirte que entre más lo hagas, más podría decepcionarte ese encuentro. Muchas veces caemos en cuenta de que los demás no son lo que nos imaginábamos: todos somos deliciosamente diferentes. Así que te sugiero llegar a la cita y olvidar los prejuicios: disfruta, escucha a tu interlocutor y descubre su cultura, sus hábitos y sus gustos. Esa primera impresión te permitirá hacerte de una percepción válida de aquella persona.

PARA QUE NO ME OLVIDES

A favor de la diversidad
La preferencia sexual es parte de la naturaleza de cada persona y no se interpone con su capacidad moral o intelectual. Respeta los gustos de todos. Las etiquetas sólo alejan a las personas valiosas.

Multiplicidad de creencias
Acepta las creencias, religión, ideologías, filiaciones políticas y aficiones de los demás. Cada cabeza es un mundo. Es imprescindible convivir en un ambiente de tolerancia y respeto.

No al racismo
Negros, blancos, amarillos, morenos, pálidos, albinos, güeros, pelirrojos... el color de piel o el cabello no indican clase social, educación o capacidades. ¡Todos somos seres hermosos!

Tener la mente abierta demuestra que eres inteligente.

EL LIGUE Y COQUETEO, ¡¡UUU!

Cuando alguien te interesa, la mejor manera de conocerlo es hacer una cita, la cual debe ser un acuerdo natural (aunque nos den nervios o nos preocupe ser rechazados). Si alguien te gusta, pero todavía no te convences, realiza una salida en grupo, para evitar la presión y decidir si quieres salir más con esa persona o no.

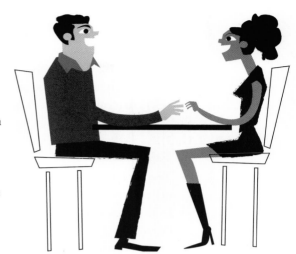

¡Que viva la expectativa! Si tú no esperas nada de esa próxima cita, estás perdido. Todos los encuentros deben tener su pequeña dosis de interés, de curiosidad; déjate acariciar por la "posibilidad".

MI MADRE DIRÍA...

- **Si no deseas** salir con una persona, no generes falsas expectativas.
- **Si de repente** ya no quieres ir (a unos minutos de la cita), ¡ni modo, ve! Es muy grosero plantar a una persona que ya está en camino. Dale una oportunidad, a lo mejor puede convertirse en un gran amigo.
- **Si quieres** que alguien salga contigo, invítalo con varios días de anticipación. A menos que se trate de un amigo, a quien sí le puedes hacer una invitación repentina.
- **Ya sabemos** que el que invita paga, pero nunca está de más llevar dinero. Tú, a lo seguro. Aunque entre los jóvenes, es bien visto que paguen entre los dos.
- **Respeta y date a respetar.** No exageres los halagos, no te excedas en el coqueteo o en la seducción en la primera cita, ¡aguanta!
- **No insistas.** Si después de la primera cita ya no te llamó, no le gustabas tanto…

SÉ GALANTE CON TU CITA, ¡TE GUSTA, TE GUSTA!

SI ERES HOMBRE:

- **En la calle** y al entrar a un lugar cede el paso a tu acompañante.

- **En el teatro** o en el cine, deja que ella escoja el asiento, recuerda que preferentemente tú debes ir del lado de los pasillos (en algún siniestro te tocaría abrir el paso), uno nunca sabe.
- **Ayúdale** a quitarse su abrigo (saco o suéter), pide un perchero o colócalo en el respaldo de la silla.

SI ERES MUJER:

- **Accede a que él pase** por ti y te lleve de regreso a tu casa.
- **Deja que te abra** la puerta del auto o del sitio al que llegan.
- **Permite que él ordene** en el restaurante o te sugiera algún platillo.

Recuerda: aceptar la caballerosidad no te resta poder ni valor como mujer, es sólo una cortesía hacia ti.

BESOS, ABRAZOS, ¡VÁMONOS A LO OSCURITO!

Mostrar afecto es algo que no debe ocultarse. No obstante, en público hay que cuidar la intensidad. En lugares públicos, así como en reuniones familiares o de amigos puede haber besos, abrazos y arrumacos, pero no más. Existen lugares adecuados para tu intimidad.

Sin embargo, en una discoteca, un antro o una fiesta, puede ocurrir que la situación se ponga más candente o más espontánea. Sólo les pido que se protejan de cualquier ETS.

PARA QUE NO ME OLVIDES

Hay algo que quiero que sepas...
El secreto de las relaciones duraderas es ser sincero con la otra persona. Omitir información provoca desconfianza y, por lo tanto, la relación se vuelve vulnerable. Un tema importante es la salud. Desde el noviazgo tienes derecho a saber si tu pareja se encuentra sana, si padece alguna alergia, una enfermedad crónica, mental o alguna ETS. Eso no se oculta. Y conociendo esa información solamente tú decides si quieres continuar o no.

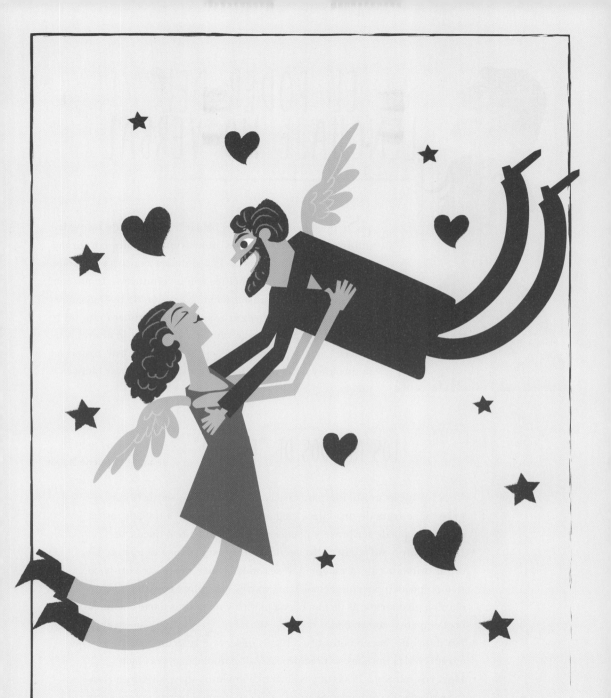

DE MODA Y MODALES

EL PODER DEL LENGUAJE NO VERBAL

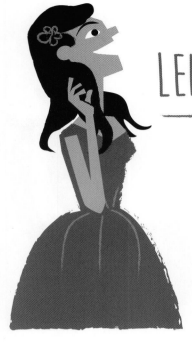

¿Se puede conquistar sin hablar?, ¿el lenguaje no verbal influye en una cita? Sí, hay muchísimas señales corporales que pueden indicarnos si hay química con otra persona. Muchos de estos movimientos son involuntarios: tu mirada, tu respiración, la transpiración, la tensión de tus músculos, tu postura. Es más, seguro el día de la primera cita no te puedes ni peinar (porque también el cabello se altera). Entonces, ¿cómo comportarte en una ocasión así? Como en la guerra y en el amor todo se vale, ¡preparemos tácticas y mucha seguridad!

LOS ALIADOS DE "ESE DÍA"

- **Ve a un lugar conocido** para ti y concurrido, así te sentirás más seguro. Si se trata de una cita a ciegas lo ideal sería ir a un café, así el encuentro puede ser breve y puedes salir rápidamente o quedarte.
- **Dale tiempo suficiente.** No agendes otro compromiso el mismo día de tu primera cita (a menos que sea mucho más tarde). Ir con poco tiempo puede ponerte nervioso, provocará que mires constantemente el reloj, no disfrutarás de una buena plática y no podrás darte cuenta si eres empático con tu cita.
- **No dejes de hacer contacto visual,** observa a tu acompañante con agrado. Si las miradas son recíprocas y de complicidad, ¡vas bien!
- **Deja tus manos a la vista** y realiza movimientos suaves. Esto proyecta seguridad y confianza. Si tu cita roza tu mano o brazo, quiere estar cerca de ti, pero si de plano no muestra sus manos, paga la cuenta o despídete: no hicieron química.
- **Sonríe sin exagerar.** Si tu contraparte te brinda una sonrisa ladeada

o muestra los dientes superiores e inferiores, quiere decir que no está a gusto o no están haciendo conexión…

- **A las mujeres nos gusta** que nos pongan atención, pero ¡no queremos hablar solas! Hombres, escuchen en silencio, pero respondan. Si tu pareja inclina un poco la cabeza indica que sí te está prestando atención.
- **Procura no apretar los labios.** No los muerdas ni los toques con las manos, eso denota ansiedad y nerviosismo.
- **Acomodarse la corbata** o las solapas del saco son movimientos de galanteo que instintivamente realizan los hombres. Las mujeres coqueteamos cruzando las piernas, dejando ver la piel, tocando nuestro cabello, humedeciendo los labios de manera sutil… Si reímos, sacando ligeramente el pecho, subiendo la barbilla y elevando la cabeza ligeramente hacia atrás, ¡ya la hiciste!, nos estamos revelando ante ti.
- **Evita acercarte** o tocar demasiado a tu acompañante. En las primeras citas se genera la confianza, no la pierdas con un intento de alta seducción. Ve paso a paso. Si te invita a su casa es buena señal, pero no des por hecho que quiera tener "todo contigo". Si decides ir, no prolongues demasiado tu estancia.

VÍSTETE PARA CONQUISTAR

Acá te dejo los básicos del arreglo personal para hombres y mujeres.

- **Viste a tu estilo,** pero procura lucirte con detalles como pulcritud y un buen aroma.
- **Prefiere tonos claros,** eso te ayuda a mostrar apertura hacia las personas. No olvides usar los tonos que mejor te quedan, busca la sección "Significado y empleo de los colores" de mi libro *La mejor versión de ti.*
- **Lleva ropa de tu talla.** No hay nada peor que vestir con ropa muy grande o apretada, parecerá que te la prestaron o engordaste…
- **Procura que tus prendas** estén planchadas, sin pelusas, revisa el forro de los sacos, las bastillas de los pantalones, que no se salgan los hilos de las costuras…

- **Cuida que la ropa interior** no se vea. Utiliza ropa del mismo tono de la prenda exterior para que no se transparente, sin etiquetas o estampados que se noten.
- **Si encuentras a alguien vestido** con la misma ropa que tú, reconoce su buen gusto y no te escondas, las prendas lucen con tu personalidad, ¡que gane el mejor!

Y PARA UNA CITA, ALGO MÁS...

ELLA

- **Viste femenina,** pero no te excedas en tu arreglo, nada de peinados altos ni kilos de maquillaje, sé tú misma.
- **Llevar un vestido coqueto** y ceñido al cuerpo siempre es buena opción. Si antes vas a trabajar, ponte un saco y no te lo quites hasta la hora de la cita.
- **Usa una blusa o vestido** con escote bajo, con cuello "v" o redondo. Durante tu jornada laboral puedes usar un collar, mascada o gargantilla gruesa que distraiga la atención. Por la tarde arrancarás suspiros al quitarte ese accesorio.

ÉL

- **El morado** o lila son los colores ideales para conquistar, úsalos en la camisa o la corbata, ¡a las mujeres nos encantan!
- **Nunca olvides** ponerte camiseta interior, es horrible dejar ver ciertos detalles del cuerpo como los pezones. Prefiere las camisetas con mangas, las musculeras son para el gimnasio.
- **Evita tonos oscuros.** Sin embargo, un cárdigan negro con camisa informal y jeans para un fin de semana, se verán más que bien.

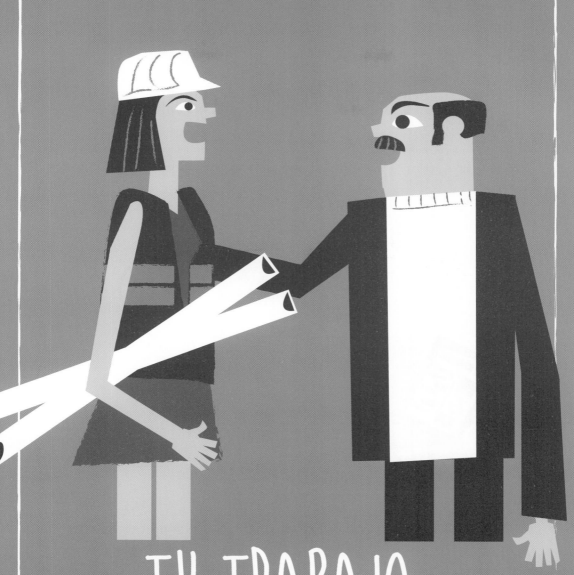

TU TRABAJO

CUATRO

Nuestra profesión es fundamental en nuestra vida… es parte de quienes somos o de lo que queremos ser. Un entorno laboral agradable y armónico te inspira a ir por más. Así que: ¡a la cancha!

TU OFICINA, CUBÍCULO, ESCRITORIO...

Pasamos más de ocho horas en nuestro trabajo, incluso más tiempo que en casa, con nuestros familiares, ¿cierto? Por ello es ideal estar cómodos y contar con objetos útiles y equipos eficientes.

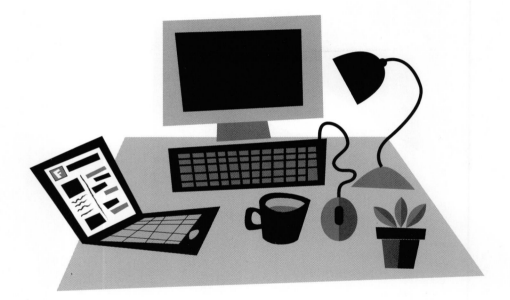

- **Espacios adecuados.** Tu oficina o cubículo debe adaptarse a tu tamaño y permitir tu movilidad y desenvoltura.
- **Cada espacio tiene su función.** Tu escritorio es para trabajar, la sala de juntas para las reuniones, el comedor para alimentarte o tomar un café, el sanitario para el arreglo y aseo personal. Procura usar los espacios para lo que son.
- **Mantén orden y limpieza** en tu escritorio. Actualmente existen infinidad de accesorios de oficina y papelería que te permiten tener tus objetos listos y organizados.

- **Sé más productivo.** Lleva una agenda, calendariza proyectos, programa citas y eventos a tiempo.
- **Cuida tu equipo de trabajo.** Si usas una computadora, procura tener ordenados tus fólders y carpetas, respalda tus archivos, instala las actualizaciones, ejecuta el antivirus. Ante cualquier falla, solicita soporte técnico. Si trabajas con otro tipo de maquinaria, instrumentos o herramientas, consérvalos ordenados y dales mantenimiento constante. No son tuyos, pero ¡cuídalos como si lo fueran!
- **Ergonomía básica.** Ajusta el respaldo y el alto de tu silla. Recuerda siempre que todo utensilio de trabajo debe estar por encima de tu cintura: esto te permitirá mantener una postura natural y evitará que te duela la espalda.
- **Decoración personal.** Guarda tus cosas personales en las gavetas. Si quieres personalizar tu espacio, elige máximo tres objetos: puede ser una planta, una fotografía y algún objeto extra (también puedes expresar tu individualidad en tu protector de pantalla), pero no hagas de tu oficina ¡una tiendita de los horrores!
- **Descanso mental.** Ten a la vista un cuadro o figura abstracta (esto hará que tu cerebro se fugue unos segundos, permitiéndote dar un respiro a tus ideas. Para evitar dolores de cabeza, cuida tus ojos, ajusta el brillo de tu pantalla. Utiliza lentes o pantallas con filtro.

ARMONIZA CON TUS COMPAÑEROS

Lo importante es convivir en un ambiente de respeto y colaboración, así que seamos respetuosos y amables con todos (no importan las jerarquías, importa la calidad humana). En cualquier trabajo siempre es importante:

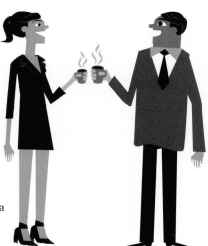

- **Saludar y despedirse** cuando llegas o te retiras. No es necesario saludar de uno en uno a todo el edificio. Saluda dando los buenos días con una sonrisa o una mano, ¡arriba!
- **Comunicarnos.** Hablando se entiende la gente y se ganan adeptos. Nunca dejes nada a la incertidumbre.

- **Hacer la parte del trabajo** que te toca de forma correcta y puntual, lo cual facilita el desempeño de los demás. Si trabajas mal interrumpes la cadena productiva.
- **Capacitar a los jóvenes** o a los recién llegados y compartir tus secretos de la profesión o detalles que serán útiles para sus labores.
- **Aceptar que cometemos errores,** superarlos y afrontar nuestras áreas de oportunidad.
- **Preguntar cómo se siente** la gente trabajando con nosotros. ¡Cero miedos! La confianza atrae beneficios a futuro.
- **Ser consciente con los demás,** por ejemplo no pedir alcohol si sabemos que alguien está en recuperación o evitar el cigarro frente a un exfumador.
- **Invitar a comer** o desayunar a un subordinado o colega sólo por el gusto de convivir. Y fomentar armonía en el equipo de trabajo.

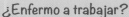

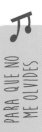
PARA QUE NO ME OLVIDES

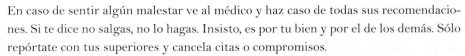
¿Enfermo a trabajar?
Ésa es una de las peores condiciones en las que puedes laborar. Toser, estornudar, sentir dolor, sueño o mareos es muy incómodo, pero a veces, algún colega asume una actitud positiva y dice: "No importa, sí voy, sí voy", pero al día siguiente escuchas un ¡achú! por aquí y otro por allá... y así la enfermedad ya se propagó entre todos.

En caso de sentir algún malestar ve al médico y haz caso de todas sus recomendaciones. Si te dice no salgas, no lo hagas. Insisto, es por tu bien y por el de los demás. Sólo repórtate con tus superiores y cancela citas o compromisos.

Si no te gusta faltar a tus obligaciones laborales, cuídate y prevé.

Si debes ir al trabajo, te recomiendo:

- **Evita saludar de mano** a la gente, un ligero "hola" será suficiente.
- **Lava tus manos** con frecuencia, ¡jabón, agua y gel desinfectante!
- **Lleva contigo pañuelos** desechables y cúbrete al estornudar.
- **Suénate la nariz** constantemente, pero en el baño.

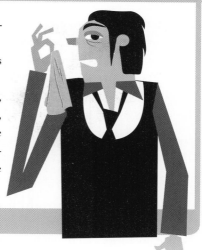

- **Limpia tu lugar** con toallitas desinfectantes frecuentemente.
- **Hidrátate y toma** tus medicamentos a tiempo.
- **Si tienes un malestar** estomacal, pero tienes que estar en una junta, siéntate junto a la puerta para que puedas salir si es necesario. Si te sientes muy mal auséntate, es mejor que pasar una vergüenza pública.

¡EXTRA, EXTRA! LA DISCRECIÓN

"Sé prudente", decían mis abuelas y tenían razón. Una de las virtudes más favorables para el ser humano es la discreción. Esta cualidad debe permear todos los ámbitos en los que te desarrolles. Cuida la información de tu intimidad, familia y amigos, y mantén un criterio de congruencia con tus actos. Así no te meterás en problemas y crearás una gran reputación personal.

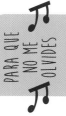

PARA QUE NO ME OLVIDES

Amor y otras querencias...
El amor en un contexto laboral es un tema espinoso, ya que también debes pensar en tu futuro profesional.

- **Si en la empresa** donde trabajas no están permitidas estas relaciones puede ser una mala idea, así que reconsidéralo.
- **Si tienes una pareja en el trabajo,** ambos deben ser cautos con las llamadas telefónicas, las salidas a comer, las miradas, sus redes sociales…

- **Si no fructifica esa relación,** nadie debe perjudicar al otro. Lo ideal sería eliminar cualquier fricción y seguir adelante con sus vidas.
- **Si te llegas a enamorar** de alguien que está casado, da un paso atrás: socialmente es muy difícil lidiar con una situación así. Mejor espera a que la persona esté libre. Si de todas formas deciden tener una relación, aténganse a las consecuencias.

REUNIONES Y JUNTAS

A tiempo. Llega a tu reunión o entrevista con tiempo suficiente, pero anúnciate un par de minutos antes de la hora a la que te citaron.

- **Sin invitados.** No lleves acompañantes a citas, comidas o reuniones formales de trabajo (por favor, abstente de llevar a tu novio, tu mamá, tu prima…).
- **Anúnciate.** Si no tienes cita y buscas a alguien, anúnciate, pregunta si te pueden atender y di cuánto tiempo necesitas para la reunión.
- **¿Llegaste tarde?** Eso es realmente irresponsable, dejas un pésimo mensaje: que no te importa hacer negocios. Puede que no te atiendan o no te vuelvan a dar una cita.
- **¿Me puedes esperar?** Si tienes cualquier contratiempo que te impide llegar puntualmente, llama de inmediato a tu contacto, hazle saber que estás en camino y que te interesa que te espere. Veinte minutos es tu límite, nunca llegues más tarde.
- **¡La junta empezó hace quince minutos!** Si llegaste tarde a la sala de juntas, por favor no saludes, trata de pasar desapercibido y evita dar explicaciones, "calladito te ves más bonito". Al final ponte al corriente, pregunta de qué hablaron antes de que llegaras. Discúlpate con tu jefe o colegas por llegar tarde.

PRESENTACIONES

En el trabajo, todas las presentaciones son formales, por lo tanto, son de mano y sin besos. Tal vez con el tiempo la relación vaya cambiando y se vuelva más informal, pero es preferible mantener una actitud profesional.

1. **El cliente siempre es primero:** presenta inicialmente a tu cliente, es una cortesía necesaria ya que buscamos ganarnos su confianza. "Buenas tardes. Ella es Patricia Abarca, la dueña del edificio; él es José Chávez, el arquitecto encargado de la remodelación; y ella es Blanca Sánchez, la decoradora".

2. **Jerarquía:** va del mayor al menor rango. Menciona su título y cargo en la empresa: "Ingeniero Villadelángel, le presento a nuestro nuevo pasante, Francisco Ramírez (si puedes, menciona algo que tengan en común, eso rompe el hielo), él también estudió en el Politécnico".

3. **Edad:** si hay dos personas de la misma jerarquía (o equivalente) presenta primero a los mayores. "Te presento a Malú, publirrelacionista, y ella es Galia, nuestra diseñadora gráfica".

4. **Sexo:** si hay dos personas de la misma jerarquía y de la misma edad, presenta primero a las mujeres. "José, te presento a Julieta y Miguel Ángel, tus supervisores".

5. **¡Houston, tenemos problemas!** Cuando tengas que presentar a personas con el mismo rango, edad, sexo… aquí, tú decides a quién te conviene presentar primero, con quién debes quedar bien.

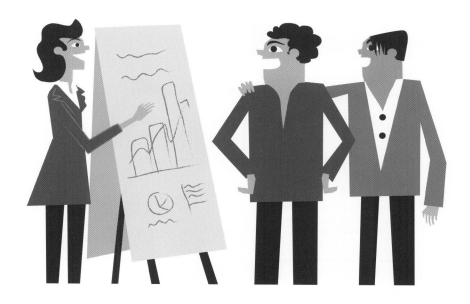

6 Tres, cuatro o más personas… tienes varias alternativas: *a*) preséntalos conforme vayan llegando, di nombre, rango y actividad, *b*) al iniciar la reunión preséntalos de izquierda a derecha, *c*) permite que ellos mismos se vayan presentando.

7 Presentarte tú mismo: sólo di tu nombre y el de tu empresa: "Hola, soy Fabiola de la Huerta, de American Tech". Si estás en una reunión networking, di tu nombre y tu puesto: "Soy Alejandro Ampudia, copy editor", o nombre, cargo y zona o región "Soy Jimena Acevedo, del área de mercadotecnia, sede Puerto Vallarta".

8 Evento social de la oficina: presenta a tu acompañante, luego a tu colega, precisando el cargo que ocupa: "Juan Carlos, le presento a mi esposa, Eva Ávalos. Eva, él es nuestro director, Juan Carlos Cuesta". "Ingeniero Méndez, le presento a mis hijos, Óscar e Ilse. Niños, el ingeniero, Saúl Méndez, mi jefe."

TARJETAS, LAS VISITAS SILENCIOSAS

Las tarjetas de presentación pueden ser un gran aliado para tu imagen profesional o corporativa, pues son un recordatorio para tus clientes potenciales. Incluso si visitas a alguien y no se encuentra, puedes dejarla para que te contacten.

Elige una buena calidad de papel, una tipografía legible, colores discretos y no te olvides de poner todos tus datos de contacto.

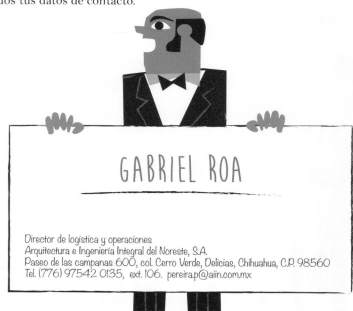

GABRIEL ROA

Director de logística y operaciones
Arquitectura e Ingeniería Integral del Noreste, S.A.
Paseo de las campanas 600, col. Cerro Verde, Delicias, Chihuahua, C.P. 98560
Tel. (776) 97542 0135, ext. 106. pereira.p@aiin.com.mx

- **En una cita,** preséntate con tu tarjeta en la mano y al mismo tiempo di tu nombre.
- **Si eres tú quien** recibe una tarjeta, léela en voz alta y déjala a la vista (nunca la guardes de inmediato), esto te sirve para no olvidar su nombre. Si éste es desconocido para ti, pide que te lo repitan, así no quedas mal y da pie a una agradable conversación: "Tzitzic Urapit, de origen purépecha, ¡qué interesante!".
- **Utiliza un tarjetero** para conservar las tarjetas que recibes y encontrar a alguien de forma más rápida.
- **Coloca tu tarjeta** en los obsequios que das por parte de la empresa.
- **Pon los datos de tu tarjeta** como parte de la firma de tu correo electrónico, siempre, ¡en todas tus conversaciones!

CONVERSACIONES DE NEGOCIOS

Una buena charla puede lograr grandes negociaciones. Al hablar con clientes o colegas:

PROCURA:

- **Empezar con un tema** ligero o trivial, eso rompe el hielo, genera seguridad y franqueza.
- **Hablar sin prisa** y con interés. Disfruta conocer a alguien y hacer negocios. Si estás en una comida, toca los asuntos de trabajo hasta la hora del café, pero si tu interlocutor aborda la cuestión desde antes, tú sigue y ¡ve por todo!
- **Perseguir tu objetivo,** por más vueltas que dé tu invitado, saca el mayor provecho, pero siempre de manera inteligente.
- **Escuchar.** Es importante oír a tu invitado, explotar las coincidencias, aprender si menciona un tema que desconoces.
- **Negociar.** Si hay algún asunto de trabajo en el cual discrepan, da tu punto de vista y no discutas, establece acuerdos.

EVITA:

- **Acercarte demasiado** a la persona, genera incomodidad.
- **Hablar muy lento** (es aburrido) o muy rápido (denota nerviosismo).
- **Quejarte,** esto evidencia a una persona poco tolerante.

- **Levantar la voz.** A nadie le gusta que le griten, demuestra impotencia y frustración.
- **Los temas de política,** religión y futbol, así como el humor negro, la ironía, el sarcasmo o chistes sexistas.
- **Hablar mal de terceros,** usar sobrenombres o frases que minimicen a otras personas. Hablar mal de alguien que no está presente demerita tu imagen.

DURACIÓN DE LAS REUNIONES DE TRABAJO

Por salud mental, los eventos de trabajo deben tener una duración mínima, no es sano hacer reuniones extenuantes ni visitas tan breves en las cuales no llegues a nada. Tú eres el único que puede determinar cuál es el tiempo necesario para alcanzar el objetivo, exponer todos los asuntos o llegar a alguna conclusión.

PARA QUE NO ME OLVIDES

¿Beber en el trabajo?

Éste es un tema delicado, ya que un abuso o desliz puede tener grandes repercusiones.

En una comida con un cliente o en una reunión social de trabajo, una copa es perfecta para "romper el hielo"; puedes disfrutar una segunda copa al comer, pero no más, ya que estás en una reunión de trabajo: no te olvides de eso. Si tu acompañante decide seguir tomando, tú puedes tomar la misma cantidad, pero de alguna bebida sin alcohol como una limonada o agua mineral. No es necesario beber lo mismo.

Definitivamente, beber en exceso en tu trabajo puede tener consecuencias funestas para tu carrera profesional. Un comportamiento inapropiado se queda en la mente de los demás, estigmatizándote como el "borracho" o la "mala copa". Una imprudencia puede arruinar tu reputación y tu imagen profesional, ¡incluso puede ocasionar que te despidan!

Si alguien se sobrepasa con el alcohol, sé consciente, ayúdalo a pedir un taxi.

70

OBSEQUIOS

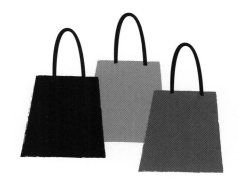

En el trabajo los regalos suelen ser un factor de camaradería, inclusión y armonía. Sin embargo, todos los obsequios que se dan en este ámbito deben tener un motivo, pues de no tenerlo se malinterpretaría y eso sería contraproducente.

PARA QUE NO ME OLVIDES

Dale un regalo especial a tu asistente o a esa persona que siempre te apoya y da la cara por ti en muchas situaciones, ella te aguanta todo el año, así que ¡piensa en algo bonito!

Por otro lado, no es primordial dar un regalo a tu jefe ¿Por qué? Él gana más que tú y la situación económica entre ambos es dispar. Llegar a tiempo puede ser un mejor detalle. Créeme, un buen líder lo entiende.

Si a ti no te gusta regalar, si el valor del regalo no está en tu presupuesto, si no estás convencido o no encuentras lo que quieres, mejor no des nada.

ENTRE COMPAÑEROS

Los motivos para dar un regalo, a título personal, a un colega pueden ser: *a)* logros laborales: promoción, cierre de un contrato, para agradecer su colaboración en un proyecto importante, concluir un ciclo de trabajo, *b)* triunfos personales: matrimonio, nacimiento de un hijo, regreso de una convalecencia, jubilación, *c)* celebraciones: cumpleaños, navidad, intercambio de regalos.

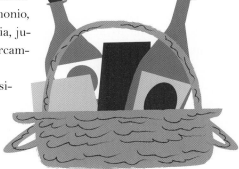

Conocer gustos, pasatiempos preferidos o necesidades te ayuda a elegir un mejor regalo. Es muy importante que te guste lo que regalas, porque es parte de tu imagen.

Te doy algunas ideas:

Cercano a ti	· Jefe · Compañeros · Asistente	· Perfume que sepas que utiliza · Artículos de colección de un tema que le apasione · Una botella de su bebida favorita (champán, coñac, whisky, etc.) · Suscripciones a revistas especializadas · Arreglos florales o frutales Abstente de regalar artículos personales a tu asistente, evita malos entendidos
Poco conocidas	· Compañeros de otra área o con quienes colaboras ocasionalmente · Recepcionista · Mesero preferido	Regalos iguales o equivalentes para todos: · Tarjetas prepagadas · Canastas de latería · Una maceta muy linda · Cajas de galletas Dulces · Cajas de chocolates · Una despensa

LOS TRADICIONALES Y DESPROPORCIONADOS INTERCAMBIOS DE REGALOS...

Estas actividades en ocasiones generan disgustos e inconformidades. A veces, por más planeadas que estén, no falta el despistado que no trajo el regalo, entendió mal o simplemente no cooperó para el presente…

Si decides participar, ajústate al presupuesto establecido, busca algo lindo y útil, acorde con la personalidad de tu compañero. Si no lo conoces bien, investiga entre otros colegas. También pueden elaborar listas de deseos, ¡así no hay pierde!

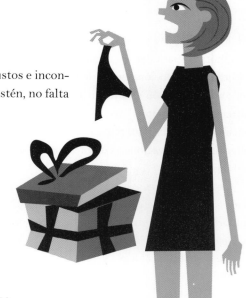

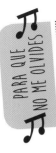

PARA QUE
NO ME OLVIDES

Siempre pregunta si a quien le vas a regalar tiene alguna preferencia, restricción o alguna adicción; sería de muy mal gusto regalarle una botella de vino a un alcohólico o dar chocolates a una persona diabética. El propósito de los regalos es dar algo que la otra persona disfrute.

OBSEQUIOS CORPORATIVOS

Los motivos para dar un regalo a nombre de la empresa pueden ser: cerrar un negocio, agradecer a un cliente su preferencia, reconocer las atenciones y puntualidad de un proveedor, celebrar la colaboración constante entre dos empresas, ganar la simpatía de clientes potenciales.

¿A TU NOMBRE O DE LA EMPRESA?

Un básico que debes seguir en los regalos empresariales es colocar tu tarjeta corporativa, aunque puedes enviar un obsequio a tu nombre, dependiendo de la cercanía e interés que tengas con tu cliente. Los regalos a tu nombre deben ser únicos, distintos a los que entregas a otros clientes o proveedores y no deben llevar la tarjeta de la empresa, sino la personal. Obviamente la calidad y el prestigio de los regalos debe ir acorde con tu imagen y la de tu empresa.

Un obsequio empresarial debe ser muy bien pensado; lo ideal es que se forme una comitiva de mínimo tres personas con el fin de escoger el mejor regalo para proveedores, clientes y personal de la empresa, dependiendo del grado de vínculo. Evita las baratijas, busca marcas originales y de calidad.

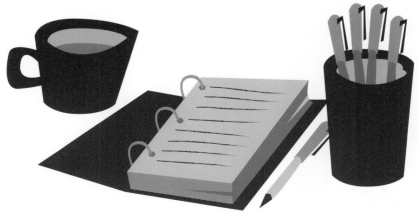

Regala	Evita
Botellas de vino con el logo de la empresa	Las opciones más baratas no siempre son malas, pero no son agradables para un paladar conocedor
Agendas, algunas tienen calendarios, post-its, sobres, tarjeteros y pluma integrada. Busca algo original y agradable, que de verdad puedan usar todo el año	Los diseños muy anticuados y los colores aburridos
Regalos con logo pequeño y sutil, de diseño vanguardista y elegante. Bolígrafos, termos, tazas, USB, cargadores, fundas para celular.	Calendarios con fotografías, gorras, playeras

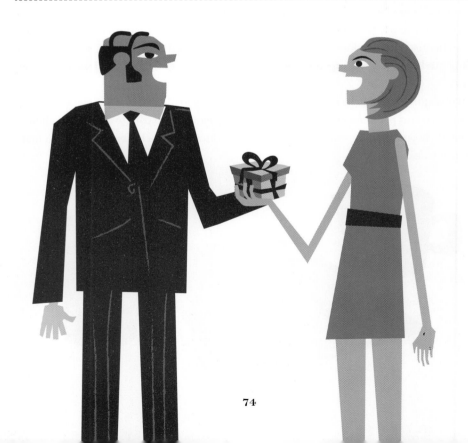

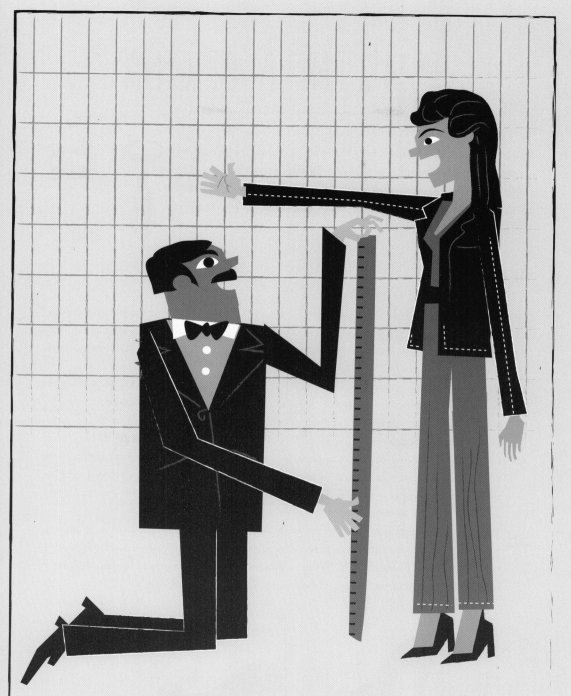

DE MODA Y MODALES

VESTIR EN LA OFICINA

La etiqueta en la oficina debe ser formal, funcional y permitirte estar cómodo. Obviamente tampoco quiero que te presentes en pants a trabajar... a menos que seas entrenador deportivo. Prefiere las prendas clásicas y los colores neutros y sigue estos consejos para trabajos corporativos.

MUJER

1. **Lleva trajes sastres.** No te quiebres la cabeza: al adquirir dos trajes sastres del mismo estilo, pero de diferente color, podrás combinarlos entre sí para generar más alternativas formales en tu guardarropa. Llevar un traje sastre de tela brillosa sólo se ve bien después de las seis de la tarde.

2. **Prefiere prendas discretas.** Las minifaldas y los escotes pronunciados no se usan en ocasiones formales. Si eres mayor de 45 años, esto luce desfasado, poco adecuado a tu edad, y peor si la calidad de tus piernas es mala (várices o flacidez).

3. **Usa medias,** te darán una apariencia formal. Procura que éstas sean del mismo color de tus zapatos o del color de tu pantalón o falda. Te puedes atrever a cambiar esta regla, pero tus piernas pueden lucir muy cortas o muy robustas, tú decide. Evita las medias con texturas y dibujos. Fuera del trabajo, las puedes usar con una minifalda lisa o un vestido sin estampados.

4. **Ponte zapatos cómodos con tacón mediano;** si tus pies y tu espalda te lo permiten, puedes usar tacones más altos, pero recuerda que las zapatillas deben ser proporcionales a tu altura y complexión. Si tienes piernas muy delgadas, evita las plataformas y el charol, prefiere la piel de lagarto de imitación, te hará lucir chic.

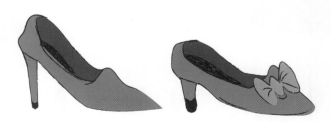

5 **Maquíllate.** Potencia tus rasgos usando un poco de polvo, un humectante de labios o un labial de color suave y máscara de pestañas. Salir sin maquillaje da una apariencia descuidada. Te recomiendo la sección "Departamento de restauraciones" de mi libro *La mejor versión de ti*.

6 **Arregla tus uñas.** Las uñas mordidas, sin color o con el barniz descarapelado lucen fatales. Si no te da tiempo, aplica sólo brillo, pero ponles algo, ¡por favor!

7 **Usa joyería sutil.** Demasiados accesorios o muy recargados pueden traducirse como inseguridad. ¡Adiós al síndrome del arbolito de navidad!

8 **Usa colonia** o agua de perfume con notas cítricas, esto te despierta y olerás fresca. Evita exagerar, ya que tu aroma puede llegar a molestar a los demás.

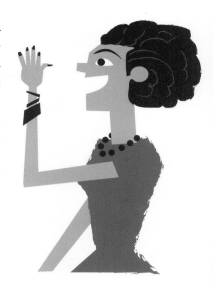

HOMBRE

1 **Con traje,** siempre utiliza corbata. Si deseas usar pajarita, puedes hacerlo en reuniones informales o los viernes. La corbata nunca debe ir arriba del ombligo, debe tocar la hebilla o ligeramente por debajo.

2 **Plancha muy bien** tus camisas, sobre todo los cuellos, pues son lo primero que la gente ve al mirarte. Evita colocar bolígrafos o papeles en las bolsas de la camisa, eso se ve informal, y puedes llegar a mancharla. Abotona las camisas *button down* y no las uses con corbata.

3 **Usa el pantalón** al nivel de la cintura. Usarlo por debajo te hace ver con mucho abdomen y lucir un cuerpo desproporcionado.

4 **Rasúrate** o mantén tu barba, bigote y tus patillas bien recortadas y peinadas. La barba exagerada es señal de agresividad, el bigote demasiado grande te hace parecer poco se-

rio y un mal rasurado te hace ver descuidado. Hoy en día hay má-
quinas y rastrillos de alta calidad que evitan cortaduras e irritacio-
nes que te hacen lucir mal. Evita rasurarte con formas o dibujos.

5 **Lleva zapatos boleados.** Si usas mocasines o zapatos de suela de goma no uses corbata.

6 **Combina tus calcetines** con los zapatos o el pantalón. Si usas *happy socks*, procura que cualquiera de sus colores combinen con tu traje, camisa o zapatos.

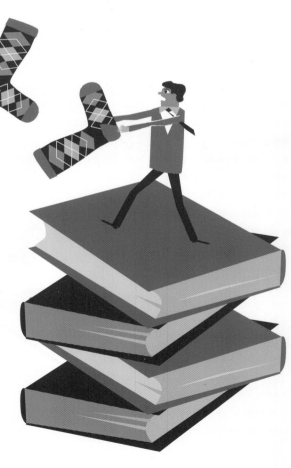

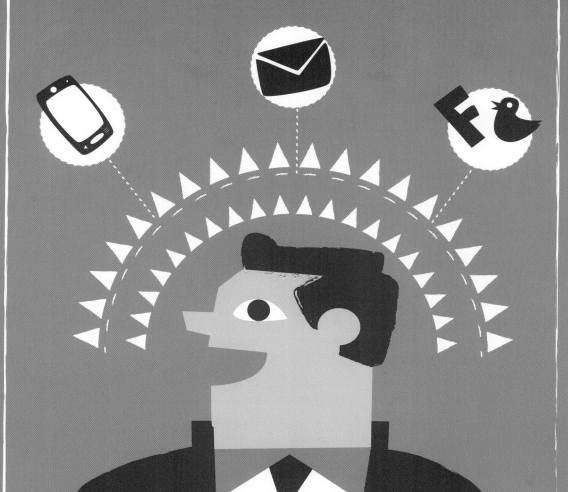

TUS COMUNICACIONES

CINCO

¡RING, RING, TINGOLÍN!
¡QUIERO LLAMARTE A TI, OH, OH, OH!

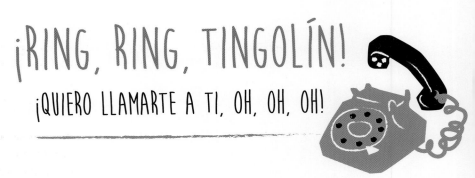

Hablemos de ese artefacto de comunicación que transmite voz a larga distancia y que se encuentra en las casas de manera fija, permanentemente fiel: el teléfono.

Debes pensar dónde ubicar el teléfono en casa, ya que en ocasiones, durante alguna reunión o convivio, puede ser necesario usarlo. Sí, el teléfono debe estar en algún lugar estratégico para que pueda ser usado por tus invitados de manera abierta o privada. ¡En todo debe pensar un anfitrión!

NUNCA OLVIDES LA CORTESÍA TELEFÓNICA

AL CONTESTAR:

- **Responde** de manera amable y cordial, nunca sabes quién puede ser.
- **Pregunta** quién llama (por seguridad) y para que puedas dar el mensaje o pasar la llamada a la persona correspondiente.
- **Si te llaman** y no puedes hablar, con un simple "hablamos más tarde" será suficiente.
- **Evita dar** los números de algún conocido a otra persona. No importa la insistencia (antes pregúnta si puedes hacerlo).
- **Regresa** cualquier llamada que no hayas podido contestar.
- **Atiende** a una persona a la vez, no dejes esperando a la gente, eso muestra poco interés; si estás ocupado mejor di que llamarás más tarde.
- **Cuando recibas** una llamada de extorsión, cuelga de inmediato y contacta a tus familiares. No exageres, sólo llama para cerciorarte de que se encuentran bien.

AL LLAMAR:

- **Siempre** identifica con quién hablas.

- **Pregunta** si pueden tomar la llamada: "¿Podemos hablar?", "¿Me puedes tomar la llamada?", "¿Estás ocupado?". Si la persona no está disponible, aclara la siguiente acción: "Te llamo más tarde", "Lo siento, te llamo en el transcurso del día".
- **Piensa** qué vas a decir. Deja una muy mala impresión que el mensaje sea confuso o que dudes de lo que dices.
- **Si te contesta** una máquina, deja el recado. Piensa muy bien en las palabras y grábalo; que no te dé pena, no pasa nada.
- **Sé breve.** Es terrible recibir llamadas o mensajes interminables con números, nombres y extensiones…
- **Si es el primer** contacto que haces con una persona, identifícate y menciona a quien te dio el número. Además olvídate de tutearla, deja que ella te indique qué tono le agrada.
- **La persona que llama** debe volver a marcar si se corta la llamada. La persona que recibe, debe esperar.
- **Si te equivocaste** de número, dilo brevemente y cuelga, si necesitas marcar nuevamente para cerciorarte, rectifica el número con la persona y no seas necio, ¡cuelga!
- **Evita llamar** a la hora de la comida. Si interrumpiste a alguien, discúlpate y cuelga. Olvídate del famoso: "Te digo algo rapidito…".
- **Si alguno de tus invitados** requiere realizar una llamada internacional, presta tu teléfono y después le informas el costo de la llamada, en caso que tú no desees pagar, ¡es totalmente válido!

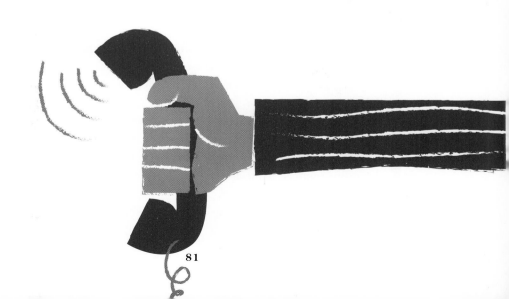

HORAS ADECUADAS PARA LLAMAR

	HORARIO
Trabajo	9:00 a 19:30 p.m.
Familia	8:00 a 22:00 p.m.

TELÉFONO CELULAR O MÓVIL Y ¡OLÉ!

Actualmente es muy raro que alguien no traiga un teléfono móvil. La tecnología nos arrancó de tajo la memoria numérica y hasta nos morimos de ansiedad si desconocemos el paradero de nuestro teléfono, ¿verdad que sí? El uso excesivo de este aparato incluso nos hace olvidarnos de las personas que están justamente a nuestro lado… ¿Cómo actuar en estos momentos? Acá están mis refuerzos:

- **Siempre que llames** menciona primero tu nombre: "Habla Mónica López, ¿se encuentra Alma Villanueva?", quítate la pena y da tu nombre.
- **En el elevador,** bancos, cine, teatro, conferencias, clases y recintos religiosos, pon tu celular en silencio, ¡shhh!, por favor.
- **Baja el brillo** o simplemente tapa tu celular en eventos que se realicen a oscuras. Es muy molesto el brillo de las pantallas en la penumbra, mejor ¡disfruta el momento!
- **Si viajas** en avión, sigue las recomendaciones de apagar el móvil cuando el personal aéreo te lo indique.
- **Valora el tiempo** de tu familia y tu propio descanso, ¡contesta y llama a horas prudentes!
- **Si tu línea es de trabajo,** que ésta sea una extensión del mismo, por lo tanto, después de tu horario de trabajo, ¡ya no llames ni contestes! Pero todo depende del tipo de trabajo que realizas: si trabajas en periodismo (noticias) o medicina (urgencias), ni hablar, ¡siempre debes tener encendido tu celular, grrr!
- **Si hay una emergencia,** no obviemos: ¡llama, por favor!

- **Si estás a la mesa** o en una reunión con amigos, evita llamar o textear, o avisa a tus acompañantes que vas a recibir mensajes o una llamada y pregúntales si les molesta. Si a ti te incomoda, dilo, se acepta hacerlo.
- **Evita enojos**, malos entendidos y sombrerazos por teléfono. Los lugares públicos no son aptos para reclamos y disgustos, nunca te podrás expresar mejor que en un lugar privado.
- **No hables a volumen muy alto.** Los teléfonos celulares en muchas ocasiones tienen muy mala recepción, pero hablar muy fuerte hará que la gente se entere de tu vida o no la dejes concentrarse.
- **¡No pierdas la bonita costumbre** de memorizar el número celular de algún contacto estratégico! Uno nunca sabe cuándo puede perder su celular… créeme. ¡Cero infartos!

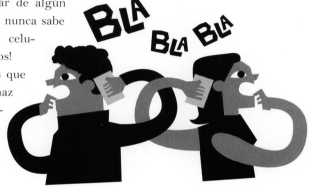

- **Si por algún motivo** ves que alguien olvidó su celular haz todo lo posible por devolvérselo. Déjalo con un recepcionista o encargado, pero si no confías en nadie, devuélvelo tú mismo.

NET-IQUETA

TOC, TOC, TOC, ¿HOY DÍA SE PUEDEN GUARDAR SECRETOS?

Observa a la gente a tu alrededor, nadie se encuentra incomunicado… Por el contrario, tenemos la oportunidad de hablar y ver a personas que se encuentran a miles de kilómetros de distancia y, por más espeluznante que parezca, los "extraños" también saben de nosotros.

Las redes nos atrapan… la tecnología nos ataca… los marcianos nos invaden… ¡Orson Welles, sal de mi texto!

Las redes sociales nos enganchan más rápido de lo que quisiéramos. Consecuentemente, toda esta celeridad también impacta nuestra imagen. ¿Hasta dónde es posible usar todas las plataformas sociales (Twitter, Facebook, Instagram, WhatsApp) sin afectar nuestra imagen personal, física y laboral?

Debe ser un compromiso personal cuidar nuestra imagen en todos estos sitios, para que al final del día podamos estar comunicados y tranquilos.

RETAR, SOBREVIVIR
Y SEDUCIR A LAS REDES

Si tú decidiste entrar a una red social, toma nota: ninguna es confidente de lo que escribas; en ellas no se guardan secretos. No existe un límite de temas, podrás ver, escuchar y leer de todo. Cuando digo de todo, es ¡de todo! Por último y coloquialmente hablando, "el que se lleva se aguanta"; si tú llegas a agredir, enjuiciar o burlarte, te expones a recibir el mismo trato.

PROCURA:

- **Cuidar tu imagen.** Si decides subir alguna foto personal, coloca una agradable.
- **Atesorar a tu familia** y amigos. Sé prudente, si les tomas fotografías, aclara con ellos si quieren salir en tu perfil.
- **Vigilar tu información** personal; no publiques cosas de más, protégete, cuídate a ti mismo.
- **Equilibrar tu tiempo.** Sin lugar a dudas, la persona que tienes frente a ti es muy importante. Tiene un valor real, frente a quien no está ¡tin, tin…!

EVITA:

- **Escribir emocionalmente.** Las redes sociales son sólo un medio de comunicación, no terapeutas en línea.
- **Mostrar mala ortografía,** la buena escritura también da una gran imagen. Evita usar mayúsculas, ¡éstas expresan gritos!

- **Escribir pensando** que nadie lo leerá. Lo que publiques puede ser re-leído decenas, cientos o miles de veces.
- **Hablar de enfermedades** o padecimientos contagiosos ni subir fotografías de éstos, salvo que seas doctor y conozcas totalmente del tema, y ese comentario sea de valor.
- **Enviar mensajes "cadena".** Es totalmente valido decirle a tus contactos que no quieres ese tipo de mensajes en tus redes.

PREFIERE:

- **Ser tú mismo,** diviértete con las redes. Haz amigos que a lo mejor no conocerías de otra forma. En el caso de tener insomnio… no estarás solo.
- **Vuélvete interesante.** Escribe frases motivacionales, relata un suceso agradable o aborda un tema interesante… Conviértete en un favorito.
- **Conocer gente opuesta a ti.** Permítete conocer gente diversa, pero a la vez interesante. Sigue a alguien totalmente diferente… Créeme, de todos aprendemos algo.
- **Fortalece vínculos.** Un factor benefico que ofrecen las redes sociales es la gran colectividad que forman, la cual nos puede apoyar en algún momento dado: desde localizar gente extraviada, dar avisos de siniestros o fenómenos naturales, hasta encontrar hogar a mascotas perdidas o abandonadas. En otras palabras: forjan comunidad.
- **Sacarle jugo a las redes.** Utilízalas para trabajar o para socializar, éstas nos permiten tener dos grandes vertientes: una cuenta personal y otra de trabajo, elije qué te interesa. Y por último, nunca olvides leer y hacer uso de la seguridad electrónica que cada red social te ofrece.

Sé prudente en las redes sociales, las frases muy melosas agotan, ¡todo con medida!

Si de plano no quieres unirte a las redes sociales, tampoco es necesario entrar. Sólo toma en cuenta que el humo en estas ciudades tan cosmopolitas es difícil de leer, pero no imposible, ¿verdad, señor Boone?

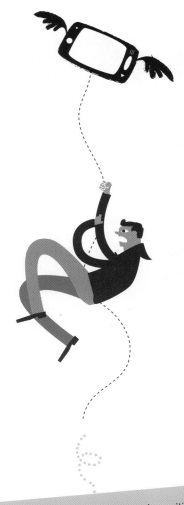

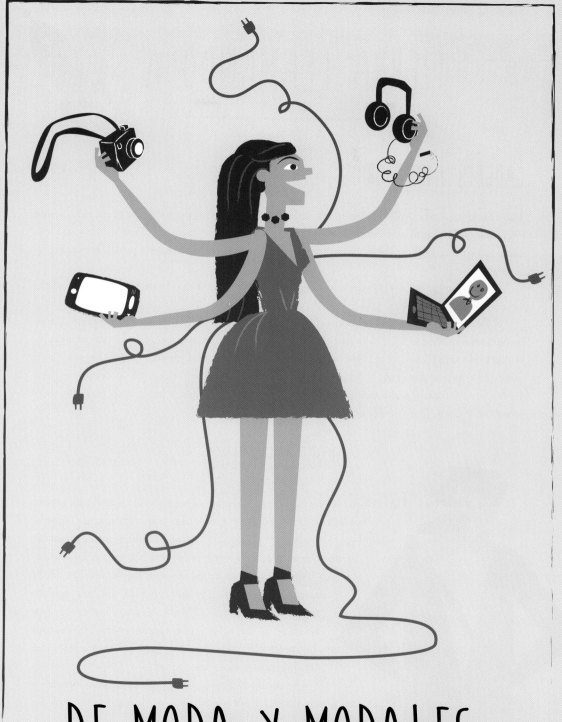

DE MODA Y MODALES

TIERRA LLAMANDO A...

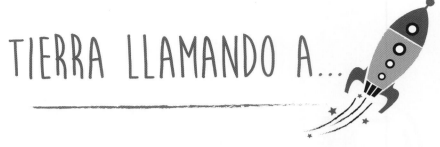

GADGETS Y ACCESORIOS

Los gadgets son aquellos dispositivos útiles, de los cuales ya no podemos prescindir como: teléfono celular, laptop, tableta, reproductor MP3, auriculares para escuchar música, USB, cámara fotográfica, adaptadores, baterías, proyector portátil... ¡uf!, la lista puede ser realmente larga.

¿Cómo portar los accesorios tecnológicos y mostrar una excelente imagen, sin parecer vendedores ambulantes?

No es favorable traer el teléfono colgado de la trabilla del cinturón del pantalón, a menos que trabajes en el área de seguridad y por medio de este aparato te den instrucciones... Portarlo de una forma tan visible se vuelve exagerado, de mal gusto y puede ser muy fácil que te lo roben al caminar... Además, resulta incómodo sacarlo del estuche, lo que te lleva a contestar con ansiedad o con prisa, ¡fatal!, a perder la llamada y hasta a apretar números innecesarios. ¡Olvídate de ese accesorio!

¿DÓNDE LLEVARLOS?

En el caso de los hombres, si llevas algo más que tu teléfono, utiliza una bandolera (bolso pequeño o mediano con correa para colgar al hombro). Actualmente puedes encontrar un sinnúmero de marcas y diseños que se adapten a tus gustos, actividades y presupuesto.

La bandolera es un accesorio que no debe faltar en el guardarropa masculino, ya que en ésta también podrás guardar varios gadgets. Nada de traer los cables por fuera de los bolsillos o el cargador en las manos, esto te hace lucir atribulado y nervioso. Llega a tus citas sin ningún objeto en las manos.

Si ya te decidiste a usar una bandolera, no la cargues... pues pierde diseño y sobriedad, ¡que no luzca como bolsa del mandado!

CON SACO

La bolsa interior del saco es perfecta para llevar tu teléfono, no luces con protuberancias y, ¡claro!, tu figura no se ve afectada.

EVITA:

- **Llevarlo en el bolsillo del pañuelo,** ése no es el lugar para tu teléfono.
- **Colocarlo en las bolsas exteriores.** Es más, esas bolsas ni las abras, déjalas cerradas.

CON CHAMARRA

Aquí no hay pierde, puedes ponerlo ya sea en las bolsas internas o en las exteriores, y si tienen cierre, ¡mejor!

EVITA:

- **Prestar tu chamarra** y no sacar tu teléfono, ¡suele pasar!

CON PANTALONES O JEANS

Lleva tu teléfono en la bolsa delantera. Si eres diestro en la bolsa derecha, si eres zurdo en la izquierda; busca la comodidad.

EVITA:

- **Colocarlo en las bolsas traseras,** ya que podrías sentarte en él, tirarlo, dejarlo caer al agacharte o simplemente es un lugar fácil para que un extraño lo tome...

CAMISAS

No recomiendo llevar tu celular en las bolsas de una camisa de algodón o piqué, ya que su peso deforma la prenda y tu imagen será terrible.

TODO CABE EN...

Saco, chamarra, pantalón	Bandolera	Portafolio
Teléfono celular USB	Auriculares Reproductor MP3 Tableta Cámara fotográfica Adaptadores, baterías	Laptop Cámara de video Proyector portátil

Llevar aparatos electrónicos, accesorios y aditamentos de sobrevivencia cotidiana es mucho más simple para las mujeres, ya que nosotras por lo regular llevamos bolsa, que en estos casos ¡es una bendición!, ya que podemos meter lo que queramos, pero, eso sí, con mucho estilo.

CON SACO O CHAMARRA

Igual que para los hombres, no coloques tu teléfono en las bolsas exteriores, es mejor llevar una bandolera o una bolsa pequeña.

CON JEANS, PANTALONES DE VESTIR O FALDAS

Los bolsillos laterales de los pantalones femeninos no son tan amplios, por lo tanto el celular puede no caber en ellos. Pero si tu celular es pequeño y no se nota, ¡adelante!

Las faldas plisadas son excelentes para llevar tu celular sin que nadie se dé cuenta.

EVITA

- **Colocar tu celular** en los bolsillos traseros, luces muy poco femenina y seguramente se te caerá.

- **Si llevas una falda** ajustada a la cadera y colocas el teléfono en las bolsas laterales, además de verte más ancha de la cadera, el teléfono lucirá como una "calcomanía" muy extraña en tu cuerpo…

BOLSAS CLUTCH O DE NOCHE

Para las reuniones nocturnas, lleva una pequeña bolsa donde quepa perfectamente tu celular, tu identificación, un poco de dinero en efectivo y tu labial. No requieres más.

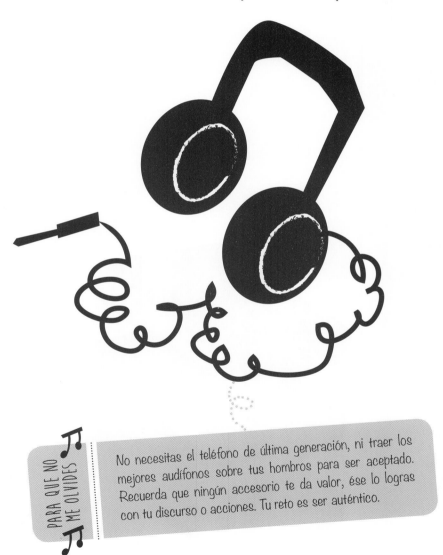

PARA QUE NO ME OLVIDES

No necesitas el teléfono de última generación, ni traer los mejores audífonos sobre tus hombros para ser aceptado. Recuerda que ningún accesorio te da valor, ése lo logras con tu discurso o acciones. Tu reto es ser auténtico.

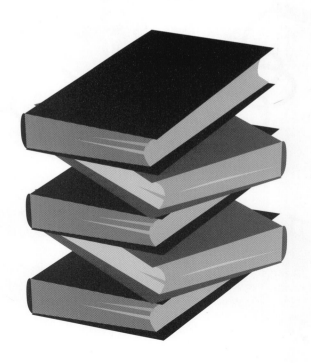

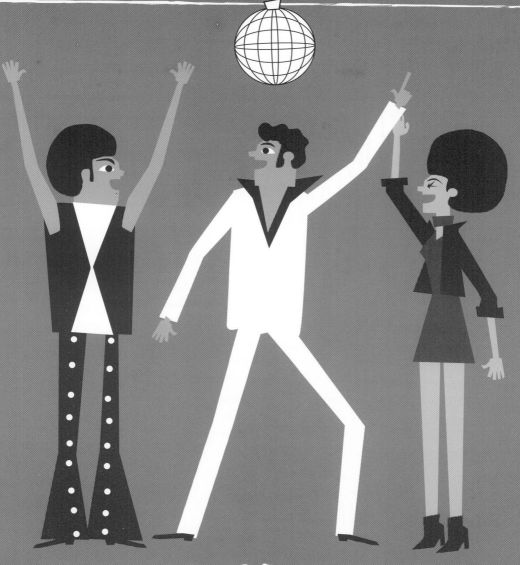

TUS CELEBRACIONES

SEIS

Tenemos muchos motivos para festejar la vida y reunirnos con familiares y amigos. Recibir gente en casa, preparar una comida, organizar una fiesta o un gran evento son ocasiones especiales en las que podemos distinguirnos y dejar nuestra marca personal.

También, ser un buen invitado y comportarte a la altura de las circunstancias habla bien de ti.

¿TÚ, EL ANFITRIÓN...?

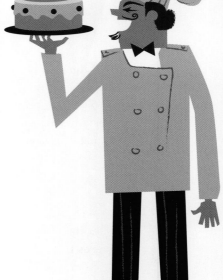

Voluntad, habilidad, paciencia y algunas palabras mágicas son características necesarias para ser buen anfitrión. No importa si el evento es grandioso o íntimo, si el ambiente es familiar o empresarial, si es meramente por gusto o por compromiso. Si quieres ser recordado como un gran *host*, pregúntate qué podría necesitar cualquiera de tus invitados durante el evento (una bebida, un analgésico, una frazada, una charla amena). Brindar comodidad y atención a la gente puede traerte grandes satisfacciones… o dividendos.

PLANEACIÓN

No dejes nada al azar, considera si tu evento es grande o pequeño, entre familia o con amigos, en casa, en restaurante o en salón de fiestas… el límite es tu imaginación (y tu presupuesto), por lo tanto sólo mencionaré algunos puntos básicos. Lo demás lo dejo a tu criterio, ¡tú puedes!

- **Tipo de fiesta.** Puedes organizar desde una carne asada en el jardín, una cena de Navidad, una fiesta temática, un cumpleaños infantil, una boda civil…

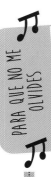

Prefiere los desayunos si...
- Tu reunión es informal entre amigos, familiares o con colegas de trabajo, así podrás aprovechar más el día.
- Quieres gastar menos (el buffet es muy conveniente si deseas romper el hielo y conocer más a las personas).

- **Lugar y horario.** Decide si la celebración se realizará por la mañana, tarde o noche; si será en un exterior o interior, si será en tu casa, en un restaurante, en un bar...

  Elige un lugar cuyas instalaciones sean adecuadas para recibir a tus invitados, que sea limpio, accesible, con lugares para estacionarse. Indica la hora exacta en todas las invitaciones, olvídate de "les digo: 14:30 para que lleguen a las 15:00". Di a tus invitados que iniciará puntualmente, ¡atrévete!

- **Invitados.** Conocer la cantidad de invitados te permite establecer los demás detalles de organización. Elige si tu evento será sólo para amigos o para toda la familia; sólo para niños, para adultos o para todos.

- **Presupuesto.** Nunca pierdas de vista este aspecto, siempre delimita la cantidad que vas a gastar. Si realizas tu evento en un restaurante o bar, recuerda que el que invita paga, ¡así que ve preparado!, y desde el inicio pide al mesero o al capitán que te entregue la cuenta. Si se trata de una reunión familiar o de amigos y van a dividir los gastos entre todos, intenta pedir más o menos la misma cantidad de platillos, así realmente estará equilibrado el costo.

- **Si eres invitado,** no debes insistir en pagar, pero sé moderado con lo que consumes. ¡No pidas lo más caro, acepta las sugerencias de comida y bebida de tu anfitrión!

- **Fecha.** Considera el tiempo que te tomará organizar el evento, y avisa con anticipación a tus invitados para que reserven el día. De preferencia, pide que confirmen su asistencia.

- **Comida y bebida.** Esto es fundamental en cada fiesta. Si la comida y la bebida son malas todo el evento puede reducirse a una experiencia desafortunada y nadie lo recordará con agrado. Elige con cuidado, prueba diferentes menús. Si la reunión es en tu casa, para no complicarte la vida tienes dos opciones: comprar algo hecho o preparar algo sencillo y que te quede muy bien. Por favor, no experimentes con nuevos platillos ni con comida exótica, ¡ve a lo seguro! Si realizas reuniones con frecuencia, trata de no repetir menús, ni bebidas, ¡otra vez tinto…! Siempre calcula aproximadamente 20% más de alimentos y bebidas (si tienes 10 invitados, calcula comida para 12). Es mejor que sobre y no que falte.

Organiza los tiempos de los alimentos (aperitivos, comida, postre). Te recomiendo servir la comida de 45 minutos a una hora después de la cita.

- **Decoración.** Depende del tipo de evento: si es informal, puedes omitir decorados especiales; si es una tradicional fiesta de cumpleaños, piensa en globos ¡y serpentinas!; si es formal, puedes colocar flores o velas; si es temática, requiere toda tu imaginación.

- **Entretenimiento.** Elige la música, los juegos, los payasos, la banda, el mago…

LAS INVITACIONES

	Cuándo	Cómo
FORMALES	3 a 4 semanas antes del evento	Impresas Por correo Verbales
INFORMALES	3 a 5 días antes	Verbales

Puedes hacerlo personalmente o apoyarte en algún asistente para llevar las invitaciones impresas o hacer las invitaciones vía telefónica.

Una invitación debe traer fecha, hora y motivo de la reunión, para que tus convidados sepan a dónde irán y cómo vestirse. Además pide que te confirmen para que sepas a cuántas personas recibirás o para cuántos harás una reservación.

INVITACIONES EN PAPEL

Cuida que la tipografía sea legible y elegante. La invitación, así como anexos (boletos, mapas, indicaciones especiales) deben ir con la misma tipografía.

Elige el grosor, la textura y el tono del papel dependiendo de la importancia del evento. Usa tonos neutros para eventos formales.

PARA QUE NO ME OLVIDES

RSVP la expresión francesa *Répondez s'il vous plaît* (Responda, por favor) se utiliza en las invitaciones que deben ser confirmadas. Se debe contestar dos o tres días después de haber recibido la invitación.

POUR MEMOIRE (para recordar): son tarjetas que se envían cuando ya está confirmada la invitación impresa; una vez que las recibes, no volverán a llamarte para corroborar.

Si recibes una invitación, invariablemente debes agradecerla, ya sea de manera verbal, escrita o con un pequeño detalle como flores o chocolates.

PREPARAR LA MESA

Comer es uno de los más grandes placeres, no sólo por degustar deliciosas viandas, sino porque es un buen momento para reunirnos y conversar, para conocer la cultura y las opiniones de otras personas, pero ¿cómo acomodar a los invitados para que platiquen?, ¿cuándo dejar que ellos elijan sus lugares?, ¿dónde sentar a los familiares o compañeros de trabajo? La distribución de los comensales puede ser un dilema; sin embargo, lo importante es que el orden sea práctico y cómodo para todos los convidados. Te daré algunos tips, de acuerdo con los tipos de mesas.

- **Redondas u ovales**

  A mi gusto son las mejores para grandes eventos sociales y *petite comité*, ya que los invitados están cerca, se miran y pueden charlar. En estos casos el anfitrión siempre debe dar la espalda a una pared o donde pueda ver llegar a los invitados. En un evento informal, deja que los invitados se sienten como vayan llegando.

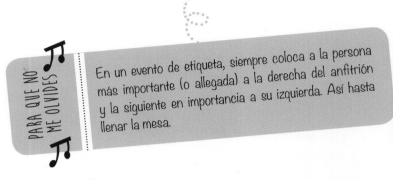

PARA QUE NO ME OLVIDES

En un evento de etiqueta, siempre coloca a la persona más importante (o allegada) a la derecha del anfitrión y la siguiente en importancia a su izquierda. Así hasta llenar la mesa.

CUADRADAS Y RECTANGULARES

Hay dos maneras de sentar a la gente, la que elijas depende de la intención de tu comida.

- **Modelo francés:** se usa para eventos protocolarios y formales (es una reminiscencia del porfiriato). El anfitrión ocupa el centro, el invitado principal o más importante va frente a él y las personas más cercanas o relevantes se sientan a la derecha e izquierda de éstos. Para un toque informal, los anfitriones se sientan en el centro y los invitados pueden sentarse a su gusto. Este acomodo favorece la convivencia, ya que, al estar frente a frente, la mayoría de los asistentes pueden charlar y ser escuchados por todos. Si la mesa es muy larga, evita los lugares de las esquinas: no serás visto.
- **Modelo anglosajón:** el anfitrión se coloca en la cabecera el segundo anfitrión o invitado de honor en la otra cabecera y los invitados ocupan los laterales. Este modelo es ideal para momentos formales y de negocios. Para un toque más informal, el anfitrión va en la cabecera y los invitados pueden sentarse donde deseen.

Conforme vayan llegando, indícales sus lugares o coloca una tarjeta con sus nombres impresos. ¡Estrategia, Watson!

Entre familia y amigos, ya sea que estén en una casa o en un restaurante, deja que cada invitado se siente donde esté más cómodo (a menos que el anfitrión quiera sentarse con alguien en especial y te indique tu lugar).

¿Cuándo sentarse? Tu anfitrión toma asiento primero, a menos que te indique que puedes sentarte antes. Siempre debes esperar a que tomen su lugar las personas de mayor jerarquía (o edad), es un detalle.

TOMA EN CUENTA:

- **Intercala hombre y mujer,** esto favorece la plática.
- **Sienta a personas afines cerca.** Si es la primera vez que reúnes gente que no se conoce entre sí, busca que tengan algo en común: alguna actividad, gustos similares, la misma edad…
- **El número ideal de invitados** es aquel que puedas atender y que esté cómodamente. Si la mesa es para seis, que sólo haya seis comensales.

¡BAJAN! LOS MANTELES

Uno de los protagonistas de tu mesa es el mantel, éste viste a la mesa y acompaña a los platos. Prefiere los manteles lisos (sin texturas) y de colores sólidos. Si pones un mantel de flores o de colores, la vajilla debe ser de un color sólido, tenue o contrastante, sin ser escandaloso. Un mantel morado y una vajilla verde será una combinación visualmente agotadora…

Para un evento informal o rústico, la mesa puede ir sin mantel. Si tu mesa es muy linda, ¡aprovéchala!

UN BUEN ARREGLO FLORAL...

Pon una mesa bien guapa con adornos florales o algún centro de mesa que resalte todo tu trabajo en la cocina. Procura que sea agradable a la vista y su tamaño no distraiga o estorbe a los comensales.

Si lleva flores cuida que sean frescas y de aroma suave (pregunta a tus invitados si alguien es alérgico al polen, de ser así, considera usar flores secas).

Puedes poner velas y prenderlas durante la noche, ¡muy romántico!

Te dejo una brevísima guía de flores para que elijas la que más vaya con tu personalidad y tu evento.

Color	Flor	Significado	Evento o momento ideal
Rojo	Rosa, tulipán, azalea	Amor, pasión, sensualidad	Celebraciones de pareja
Blanco	Rosa, tulipán, lirio, nardo, jazmín, gardenia	Amor, cariño puro y sólido	Bodas Aniversarios Pedidas de mano Graduaciones escolares
	Crisantemo, clavel	Solidaridad, confianza, verdad	Visitar a un enfermo Velorios

Color	Flor	Significado	Evento o momento ideal
Amarillo	Rosa, tulipán, girasol, dalia, gerbera	Amistad, alegría, jovialidad	Celebraciones casuales con amigos, en casa
Rosa	Rosa, clavel, lirio, peonia	Fraternidad, ternura, amistad	XV años, comuniones, fiestas en casa
Violeta	Violetas	Tranquilidad, confidencialidad	Reconciliaciones, reuniones de amigas
	Lavanda, heliotropo	Ternura, devoción y respeto	Celebraciones para adultos en edad de oro, cumpleaños de abuelos o padres, en casa
Verde	Trébol	Suerte, admiración, buen augurio para el futuro	Desear éxito en algún proyecto
	Helecho	Armonía, unión	Entre amigos
	Cactus	Fortaleza, amistad duradera	
Varios colores	Plantas en macetas	Amistad, salud	Cambio de casa, nueva oficina

¡A LA MESA CON TODO Y CHIVAS, NANANINA!

Poner una mesa es divertido y también muy lógico. Siempre debes colocar los aditamentos que resulten cómodos y prácticos para tus comensales… No, no te estoy diciendo que uses desechables porque son lo más fácil. Recuerda que tu mesa es parte de tu estilo personal.

Ahora sí, a colocar lo necesario: cubertería, platos, vasos, copas… de acuerdo con la comida que ofrezcas.

MESA INFORMAL, COTIDIANA

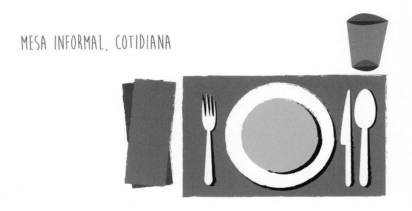

MESA FORMAL

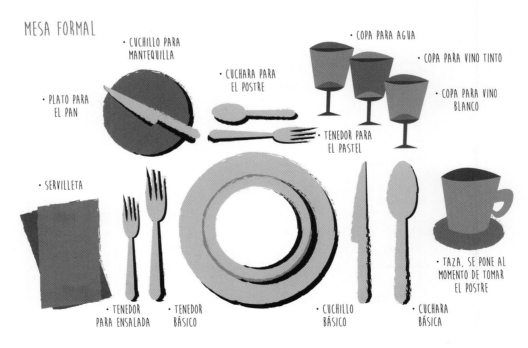

- CUCHILLO PARA MANTEQUILLA
- CUCHARA PARA EL POSTRE
- COPA PARA AGUA
- COPA PARA VINO TINTO
- PLATO PARA EL PAN
- COPA PARA VINO BLANCO
- TENEDOR PARA EL PASTEL
- SERVILLETA
- TAZA, SE PONE AL MOMENTO DE TOMAR EL POSTRE
- TENEDOR PARA ENSALADA
- TENEDOR BÁSICO
- CUCHILLO BÁSICO
- CUCHARA BÁSICA

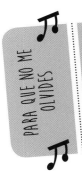

He aquí algunos secretos para que te sientas seguro en la mesa.
- Sólo se colocan los cubiertos que se van a utilizar, por lo que no hay trampas.
- En general, los cubiertos se utilizan de afuera hacia adentro.
- Cuando termines de utilizar un cubierto, ponlo sobre el plato. Si requieres ese cubierto para comer otro platillo, el mesero se encargará de traerte uno limpio.

PLATOS, PLATITOS Y PLATOTES...

No hay de qué preocuparse, pues sólo hay dos opciones: *a*) que la comida ya venga servida (emplatada), o *b*) que se trate de buffet. En el segundo caso usa platos hondos o tazones si te sirves cremas, caldos o sopas; platos extendidos para guisados, carnes, ensaladas; y platos pequeños para el postre (y sólo sírvete lo que sepas y puedas comer, ¡no al desperdicio!).

¡TENEDORES, UN PASO AL FRENTE!

Los tenedores se hicieron populares en Francia, durante el siglo XVI. Fueron utilizados en la boda de Catalina de Médici y Enrique II, aunque en ese entonces a los comensales les parecieron cursis y ¡prefirieron comer con las manos!

Hay muchísimos tipos de tenedores: de pollo, de pescado, de aperitivos, de mariscos, de ostras, de caracoles, de langosta... pero te mencionaré sólo los más comunes:

- **De mesa o básico:** es el más usado en todas las mesas. Tiene cuatro dientes. Se usa para trinchar, trozar y sostener. Puedes usarlo para comer pasta, pollo, pescado o croquetas.
- **Para ensalada:** es un poco más pequeño que el tenedor básico. Si tu plato fuerte lleva ensalada es válido usar el tenedor de mesa.
- **Para carne:** es un poco más grande. La carne requiere un trinche fuerte y firme, ¡grrr!
- **Para mariscos:** tienen dos o tres dientes más agudos para extraer la carne de los moluscos de la concha. Éste es el único tenedor que sí se pone a la derecha del plato.

- **Tenedor para mango:** tiene un diente central mucho más largo que sirve para atrapar el hueso del mango.

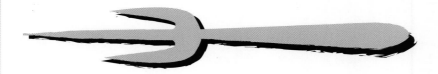

- **Para postre:** es el benjamín de los tenedores, es pequeñito y corto.

¡EL AFI-LA-DOOOR! LOS CUCHILLOS

Sirven para cortar los alimentos. También hay de muchos tipos: jamonero, para salmón, para pan, para pastel… Éstos son los elementales:

- **Básico o de servicio:** es de uso general, tiene dientes muy finos y no es muy filoso. Puedes usarlo para pollo o verduras.
- **Para carne:** es el más filoso, suele tener dientes grandes, en ocasiones posee un mango más ancho o de madera.
- **Para pescado:** tiene la forma de una pala pequeña, sin filo. Tiene esas características porque el pescado es muy suave y casi se corta solo.
- **Para mantequilla:** es el más corto y redondeado. No tiene filo.
- **Para queso:** tiene dos dientes en la punta para poder servir. Los de hoja perforada son para quesos blandos, para evitar que se peguen los trozos cortados.

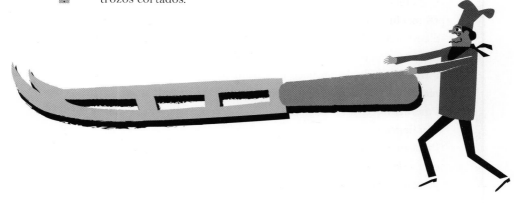

Las cucharas son básicamente para llevar líquidos a tu boca, te menciono algunos tipos:

- **Básica,** de servicio o sopera: se usa para sopas o cremas.
- **Para consomé:** tiene la cabeza más grande y redondeada para permitir tomar mayor cantidad de caldo con trozos de carne o verduras.
- **Para postre:** es ligeramente más pequeña y va frente a tu plato. No la toques, la usarás al final.
- **Para té o café:** es una cuchara muy pequeñita que se emplea para mezclar el azúcar y la leche con tu bebida.
- **Para helado:** suele tener el mango más delgado y la cabeza alargada y un poco más plana.

EL LENGUAJE DE LOS CUBIERTOS

Hay dos formas socialmente aceptadas de usar los cubiertos. La más común es tomar el tenedor con la mano izquierda y el cuchillo con la derecha (si eres zurdo, al revés).

Otra manera más elegante es intercambiar los cubiertos de mano: igual que la forma anterior, pero al comer, descansas el cuchillo y tomas el tenedor con la mano derecha… ¡despacito, despacito, muy despacito!

- **Si se te cae un cubierto** no lo levantes, deja que el mesero lo haga.
- **Si debes pasar un cubierto,** tómalo por el mango.
- **Si olvidaron poner los cubiertos** para servir, no lo hagas con los tuyos, pide que traigan los adecuados.
- **Al terminar de comer** sopa, coloca la cuchara dentro del plato con la cara hacia abajo, eso indica que ya acabaste. En el caso del consomé, deposítala fuera de tazón, en el plato de servicio.
- **Mientras comes,** descansa los cubiertos totalmente arriba del plato (con el mango un poco hacia fuera). Recuerda que el cuchillo va con los dientes hacia el centro del plato, nunca hacia fuera.

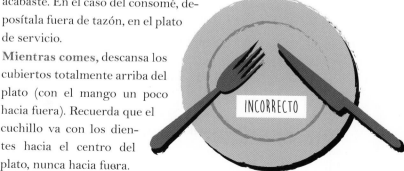

INCORRECTO

Con la mano. Ni hablar, hay ocasiones en las que sí está permitido usar las manos:

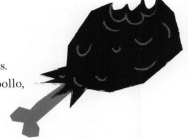

- Al comer botanas y frutas secas.
- Al tomar canapés, pan y pastelillos.
- Al comer alcachofas, espárragos y mazorcas.
- Al sujetar banderillas, brochetas, pizzas, tacos.
- Al manipular patas de cangrejo, alitas de pollo, costillas de cerdo, res y conejo.

LAS COPAS

Empecemos con lo básico: las partes de una copa. Conocerlas te hace ver como todo un experto, ¡salud!

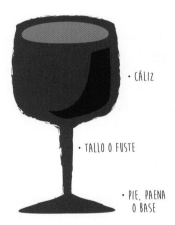

- CÁLIZ
- TALLO O FUSTE
- PIE, PAENA O BASE

Recuerda que una copa siempre se sostiene del fuste, nunca por el cáliz. ¿Razón? Para que no calientes el vino con tu mano.

Ahora mencionaré las copas más tradicionales:

- **Agua:** es la copa más grande. Si esto es lo primero que te ofrecen, no lo dudes y tómala, así cuando venga la copa de vino no habrá ninguna equivocación.
- **Vino tinto:** es de tamaño mediano y es aglobada precisamente para que respire el vino.

- **Vino blanco:** es un poco más pequeña para potenciar el olor y sabor.
- **De flauta:** se utiliza para tomar vinos espumosos o champán. Es larga, pero con la boca más pequeña para que las burbujas duren más y la bebida permanezca más tiempo fría.
- **Coñaquera:** en las copas más pequeñas suele servirse coñac y brandy.
- **De coctel:** hay muchas variantes respecto a tamaños y formas. Se utilizan para servir un sinfín de bebidas entre las que puedes incluir digestivos y aguardientes.

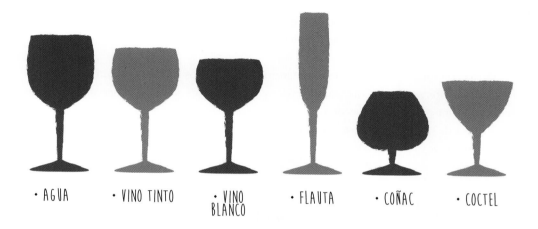

• AGUA   • VINO TINTO   • VINO BLANCO   • FLAUTA   • COÑAC   • COCTEL

SERVILLETAS, ¡OLÉ!

En una mesa formal coloca servilletas de tela. El color lo indica la importancia de tu evento. Las blancas son para una cena de gala, las de color o decoradas para eventos informales, y las de papel ¡para los tacos!, pizzas, sándwiches y hasta para una mesa diaria.

En un restaurante o evento formal, el mesero desdoblará la servilleta. Si prefieres hacerlo tú, hazlo con la mano izquierda. Aunque a veces colocan las servilletas dobladas de manera artística sobre el plato, eso no es lo ideal porque ya está muy manipulada (lo siento, a veces soy muy obsesiva con la limpieza).

Los tradicionalistas sugieren que sólo debes usar la servilleta para las comisuras de la boca, bajo la premisa de que una persona que sabe comer no debe ensuciarse más. Pero seamos más prácticos y realistas: hay muchos alimentos salseados, grasosos, jugosos que pueden escurrir un poco… así que usa la servilleta para limpiarte las manos y la boca mientras comes. Lo más importante de la etiqueta es que estés limpio.

RECUERDA:

- **Las servilletas de papel** se usan igual que las de tela (pero no las uses en ocasiones formales).
- **La servilleta no es un banderín** para llamar al mesero. Tampoco es un babero.
- **En el transcurso de la comida** la servilleta no se pone sobre la mesa, colócala siempre en tus piernas.
- **Si te levantas,** no te lleves la servilleta contigo, dóblala y déjala al lado derecho de tu servicio de mesa (si eres zurdo, déjala a la izquierda).
- **Al terminar tu comida** o al retirarte, deja la servilleta encima un poco arrugada para que sepan que ya te fuiste…

Otros accesorios que suelen acompañar una mesa son los saleros, pimenteros, salseros, cremeras, aceiteros, vinagreras, azucareras… y aunque las mesas más conservadoras llevan todo del mismo diseño, yo considero que puedes usar accesorios diferentes, pero nunca uses los envases de cátsup, mayonesa, botellas de refresco y otros contenedores de plástico, pues éstos demeritan tu mesa.

APETECIBLE, GENEROSO
Y MUY TUYO, ¡EL VINO!

Si deseamos brillar en un mundo globalizado y sibarita, debemos estar a la altura y conocer un poco de vinos. A continuación, te doy una guía rápida para no quedar con cara de *what?*

¿CUÁNDO SERVIRLO?

ANTES DE COMER

Como su nombre lo indica, el aperitivo es la bebida que te abre el apetito. Está hecho de hierbas y es de bajo contenido en alcohol. Utiliza una copa con fuste corto. Elige jerez, madeira, vermut, ginebra o champán. Tómalo frío entre 7 y 10°C. Acompaña con aceitunas, quesos y verduras secas. Una copa es suficiente (beber un aperitivo no es forzoso, sólo hazlo si se te antoja).

DURANTE LA COMIDA

Quítate la idea de que la carne blanca va con vinos blancos y la carne roja con vinos tintos. Esta teoría es conveniente para algunos, pero lo ideal es elegir el vino que a ti te gusta.

DESPUÉS...

Los digestivos están hechos de hierbas, frutas, plantas, aceites y, por supuesto, de alcohol. Hay amargos y dulces. ¡Son fuertes!, así que sírvelos en pequeñas cantidades. Elige amaretto, casis, ginebra, cacao, anís, limoncello, grappa, fernet, brandy, coñac, pulque, tequila añejo, crema de tequila (conserva las cremas en el refrigerador).

CONOCER AL VINO POR...

COLOR. La tonalidad del vino tiene que ver con el tipo de uva.

- **Blancos.** Están hechos de uvas blancas; son frescos, aromáticos, afrutados, y los estilos dependen del tipo de uvas: Chardonnay, Chablis, Sauvignon Blanc, Riesling, Semillón, Chenin Blanc, Moscatel, Pinot Blanc, entre otras. Su vida es corta, duran aproximadamente entre dos a tres años, ¡el sacacorchos, por favor!
- **Rosados.** Se caracterizan por llevar un tiempo de maceración menor que el de los tintos, o no se les quita la piel a las uvas, o se combinan uvas blancas y tintas. ¡A grandes rasgos!
- **Tintos.** Están hechos con uvas rojas, el tono se logra al no desprenderles el hollejo (su piel). Éstos llegan a ser afrutados, de color intenso o ligeros. Algunos ejemplos de uvas tintas son Cabernet Sauvignon, Merlot, Pinot Noir, Syrah, Barbera, Malbec, Nebbiolo (mi favorito), entre otras...

Prácticamente todas estas variedades de uva se producen en México. #SíAlVinoMexicano

LA EDAD es el tiempo que pasan en reposo antes de salir a la venta.

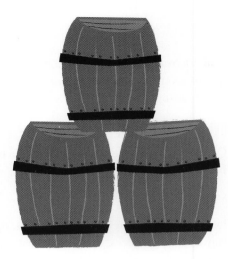

- **Sin crianza:** vinos elaborados ese mismo año.
- **Crianza:** por lo menos un año en barrica de madera.
- **Reserva:** un año en barrica y dos en botella.
- **Gran reserva:** dos años en barrica y tres en botella.

SABOR es el gusto que tiene el vino en tu paladar.

- **Afrutado:** conserva un ligero gusto a fruta.
- **Dulce:** posee un mayor contenido de azúcar (vinos espumosos y generosos).
- **Seco:** tiene muy poca o nula cantidad de azúcar.
- **Astringente:** es el nivel de acidez del vino.

GRADUACIÓN ALCOHÓLICA es la cantidad de alcohol que aporta.

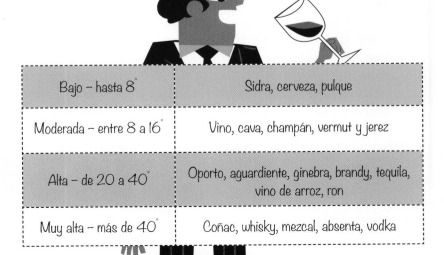

Bajo – hasta 8°	Sidra, cerveza, pulque
Moderada – entre 8 a 16°	Vino, cava, champán, vermut y jerez
Alta – de 20 a 40°	Oporto, aguardiente, ginebra, brandy, tequila, vino de arroz, ron
Muy alta – más de 40°	Coñac, whisky, mezcal, absenta, vodka

LAS TEMPERATURAS DESEABLES

Vinos blancos jóvenes	7-10°
Espumosos y blancos dulces	6-8°
Blancos secos del año	8°
Rosados	9-11°
Blancos añejos	10°
Tintos de crianza	16-18°
Vinos dulces	15°

LA CANTIDAD CORRECTA

Blancos	3/4 de copa para que siempre se mantenga frío
Espumosos	1 cm. antes del borde (servir a 3/4 y detenerse, ya que subirán los burbujas)
Tintos ligeros	Un poco más de 1/2 copa
Tintos crianza y reservas	Un 1/3 de la copa
Generosos	1/2 copa

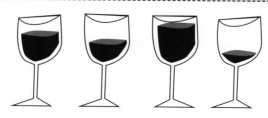

111

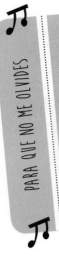

- Guarda siempre tus botellas acostadas. Evita exponerlas a la luz y al calor.
- Usar copas potencia las cualidades del vino. No lo sirvas en vasos desechables.
- Acata las temperaturas: beberlos frescos corrige y modera los sabores excesivamente dulces, muy fuertes o con notas ácidas. Pero enfriarlos demasiado les resta sabor y aroma.
- Si vas a abrir varios vinos inicia por los ligeros o jóvenes y termina con fuertes o los maduros.
- Si te quedó vino en la botella, tómalo al día siguiente. Al tercer día sólo úsalo para cocinar. ¡Ah!, guárdalo en la parte baja de la puerta del refrigerador.
- Si llevas vino a una reunión pregunta al anfitrión qué vino desea, ¡no la riegues!

¡QUE COMIENCE EL RITUAL!

El vino tiene su encanto desde el momento de abrir. Hacerlo una vez bastará para saber lo que sí y lo que no debes hacer.

El sacacorchos. En el mercado hay una gran cantidad de diseños muy atractivos, pero lo más importante es que tú te sientas cómodo y seguro con el descorchador, que tenga buen agarre. Te menciono algunos tipos:

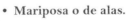

- **Mariposa o de alas.**
- **"T".**
- **Camargo o de dos tiempos.**

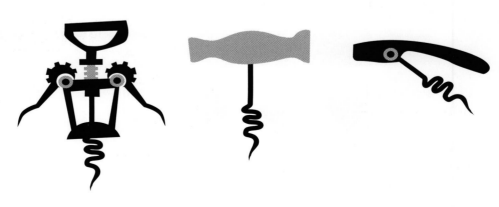

PASO 1. Quita el capuchón que envuelve el la parte superior de la botella (puedes hacerlo con una navaja o cuchillo, aunque hoy en día hay accesorios especializados para eso, todo depende del grado de maestría que quieras mostrar). Este paso es importante ya que debes quitar todo vestigio de polvo, papel metálico o plástico que, al abrir, pueda irse hacia el interior de la botella.

PASO 2. Introduce la espiral en el corcho, gira, sin llegar hasta el fondo (ya que lo puedes romper y no queremos que caigan trozos en el vino) y extrae, sin mover la botella, así de sencillo. ¡Firme, seguro y con calma!

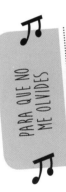

PARA QUE NO ME OLVIDES

- Sólo las botellas de vino espumoso se giran suavemente para ir extrayendo el corcho. Coloca la botella a 45 grados y ¡evita agitarla!, pues desperdiciarás una buena cantidad si el corcho sale de manera explosiva.
- Si el corcho cae dentro de la botella, debes sacarlo de inmediato y decantar.

DECANTAR UN VINO, ¿DECA... QUÉ?

Este proceso sólo se realiza con vinos maduros (reserva o gran reserva). El objetivo es eliminar posos y olores que puedan tener por estar guardados. Al oxigenarlo permites que revele mejor su aroma y sabor.

Un día antes de servir tu vino es ideal mantener la botella en posición vertical. Lo debes vaciar despacio, de manera sutil, para que los sedimentos que se quedaron en la parte baja de la botella no pasen al decantador.

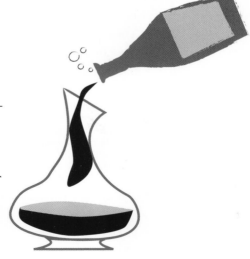

¡AL ABORDAJE!, DIGO, ¡AL MARIDAJE!

Se llama maridar al proceso de elegir el vino adecuado para combinar y potenciar los sabores de los alimentos.

El maridaje siempre estará determinado por tu paladar, sólo recuerda que el vino no debe opacar el sabor de tu comida, pero tampoco debe pasar desapercibido. Te doy algunas ideas para que pruebes y logres la mejor combinación para tu gusto.

ROSADOS: paellas, sardinas, atún, mejillones, verduras guisadas, carpachos, cerdo, jamones.

VINO BLANCO: pescados, pavo, pollo y quesos, verduras fritas.

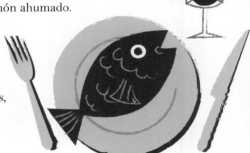

- **Blanco, cava o champán:** anchoas, pescados a la sal, calamares.
- **Chardonnay, Chianti:** pizzas.
- **Orvieto, Marsanne o Chenic blanc:** pastas.
- **Riesling:** langosta a la parrilla, salmón ahumado.
- **Chablis, Semillón:** almejas.
- **Viognier,** que es un vino muy afrutado: platillos agridulces y condimentados.
- **Moscatel:** quesos, huevos, alcachofas, ternera.

VINO TINTO

- **Tinto joven, Zinfandel, Ribera del Duero, Garnacha, Shiraz:** cordero y solomillo.
- **Carménère, Merlot, Nebbiolo:** costilla, cortes americanos, cortes argentinos.
- **Merlot:** salmón, trufas.

ESPUMOSOS: nada muy condimentado, cremas, mariscos sin salsas, sushi, frutas, pasteles poco dulces.

PARA LA DELICIOSA COMIDA MEXICANA, prueba las siguientes combinaciones:

- **Pozole:** Chardonnay.
- **Chiles rellenos:** Nebbiolo.

- **Pipián:** Petite Sirah.
- **Enfrijoladas:** Tempranillo.
- **Romeritos:** Cabernet Sauvignon.
- **Enchiladas, chilaquiles, huevos a la mexicana:** Chenin Blanc.

¿Y en el restaurante?

A mí me parece un error que al llegar a un restaurante te den la carta de vinos antes de que elijas los alimentos. Elige tu vino a partir de lo que vayas a comer. Puedes ordenar un vino por plato o uno que acompañe toda tu comida. Yo te recomiendo lo más sencillo: un solo vino, si estás aprendiendo a maridar. Poco a poco irás conociendo más y podrás hacer más combinaciones.

• No siempre el vino caro es el mejor, elige el que te guste más.

• Una buena carta de vinos tiene diversidad e información: año, variedad, tipo de uva, país, zona de producción. Si dudas, pide el vino de la casa. Un restaurante jamás se atrevería a ofrecerte un mal vino.

• Escucha las sugerencias del *sommelier*, él es el experto (su propina debe ser de 10 o 15% del valor de la botella).

• Si no te agrada el vino, si lo sientes ácido o fangoso, devuélvelo sin pena, por favor.

• Si vas en plan de amigos, y no es necesario quedar bien con nadie, prueba varias opciones, las veces que sea. La mejor manera de conocer lo que te gusta es saboreando cada tipo de vino.

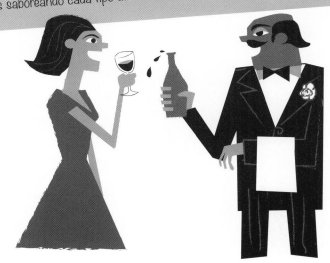

SHOW TIME!

Llegó la hora de la verdad, el día del evento contempla estar listo entre treinta y cuarenta minutos antes de la cita; hay personas escrupulosamente puntuales o espontáneas: "Se nos hizo temprano". Es válido que tú no salgas a escena hasta la hora marcada, pero tus invitados tempraneros valorarán que los hayas atendido antes.

BIENVENIDA PERFECTA EN TRES PARTES

1. **Recibe** a tus asistentes.
2. **Presenta** y da asiento.
3. **Ofrece bebidas** e inicia la plática.

Después de veinte minutos de la hora marcada, puedes dejar de recibir, para atender y conversar con los que sí llegaron temprano…

Nombres cariñosos, diminutivos y apodos

Cuando presentes a alguien, di su nombre y luego la versión corta o cariñosa o el apodo.

Les presento a Ignacio. Para los amigos, Nacho.
Ella es Guadalupe, pero de cariño le decimos Pita.

En otros casos, algunas personas son muy conocidas por su sobrenombre, pero en una presentación no debes llamarlas por él. Ya con el paso del tiempo, ellas concederán que otras personas los llamen así.
Óscar Huerta, el Gallo

Si se trata de un personaje famoso, cuyo sobrenombre es parte de su imagen personal, puedes hablarle con su apodo: el Santo, Tin -Tan…

¡CORRE TIEMPO!

Si eres el anfitrión y vas tarde a la cita, avisa a tus invitados y llama al restaurante, así podrán atenderlos y ofrecerles algo de beber… mientras llegas.

Si eres invitado, considera que llegar tarde a un compromiso manifiesta poco interés… llegar muy temprano también es una descortesía (veinte minutos antes ya es una exageración), así que ni un minuto más ni uno menos.

- **Si llegaste temprano** y tu anfitrión no está listo, ofrece tu ayuda para terminar de poner la mesa o ir recibiendo a los invitados.
- **Si vas a llegar tarde,** avisa. Con esto denotas que te interesa el evento y tu anfitrión te lo agradecerá.
- **Si no vas.** No escuchar el timbre de la puerta puede ser muy triste… Tu anfitrión te invitó porque quiere compartir contigo, pero si tienes otro compromiso, si prefieres ir a otro evento o de plano no quieres ir… sólo discúlpate y ya. Evita poner pretextos, pero nunca dejes a tu anfitrión "vestido y alborotado". Avísale lo antes posible para que tome en cuenta la cantidad de comida y bebida (si faltas lo haces gastar de más). Éstas son algunas de las frases infalibles para rehusar un evento: "Lo siento, no puedo ir, gracias por considerarme", "Gracias por la invitación, pero tengo un compromiso contraído con anterioridad", "Por desgracia no puedo acudir en esta ocasión, espero asistir a un evento próximo", "Me resulta imposible, pero de corazón estoy ahí".
- **A última hora,** cancela. Si tuviste un contratiempo, enfermedad, accidente o un trabajo de última hora, ¡todo es posible!, llama en cuanto puedas y ofrece una disculpa. Es un buen gesto enviar flores, una maceta o una bella tarjeta. Los mensajes por redes sociales no son lo más adecuado, tu anfitrión merece unas palabras tuyas.

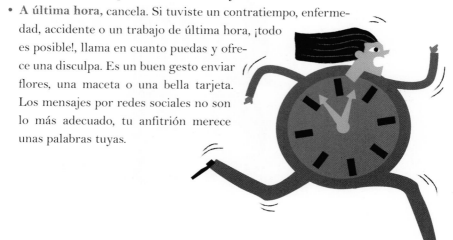

Los incómodos

Si uno de tus invitados te pregunta si puede llevar a un acompañante que no tenías contemplado, es tu reunión y puedes decir que no. Si ese invitado se molesta, ni modo, el que se enoja, pierde.

Si llega alguna persona a quien no esperabas o no invitaste... di la verdad: "Lo siento, ahora no te puedo atender, tengo una reunión", "No es buen momento, tengo un evento". Pero si quieres que se quede, intégrala a la reunión y trátala con cordialidad, ¡no como colada!

Por eso...

Si vas a la casa de cualquier familiar o amigo, ten la cortesía de avisar. No vayas de sorpresa. Si llegaste a una reunión a la que no fuiste invitado, sal de inmediato, de manera muy sutil. Si el anfitrión insiste en que te quedes, permanece unos veinte minutos y adiós.

DURACIÓN DE TUS VISITAS

El tiempo que pases en un evento está condicionado a su duración y (seamos francos) a lo bien que la estés pasando.

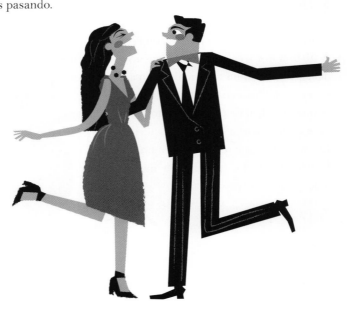

Tipo de visita	Eventos	Tiempo sugerido
De etiqueta	Bodas, XV años, aniversarios, graduaciones	4-6 horas
	Inauguraciones, recepciones, cocteles	2-3 horas
Formal	Reuniones familiares	3-4 horas
	Con tus jefes y compañeros de trabajo (fuera del ámbito laboral)	
	Eventos empresariales, comidas con clientes	1-2 horas
Informal	Cumpleaños Baby shower Reuniones de amigos	3-5 horas
De compromiso	Pésame Hospitales (tu estancia debe ser cortísima, ya que puedes incomodar y lo peor: hasta contagiarte, ¿ah, verdad?)	15-30 minutos
Casual	Visita sorpresa Por encargo	5-20 minutos

¡PÁSELE A LO BARRIDO!
EL COMPORTAMIENTO IDEAL DE LOS INVITADOS

Llevar algo al anfitrión desde un postre, una botella de buen vino o hasta algún artículo para su casa, genera una buena impresión. Esta medida me parece correcta: eso de llegar con las manos vacías en ocasiones es incómodo, aunque te da la oportunidad de agradecer en un lapso de tres días, brindándoles a los anfitriones algo más a su gusto.

Si se trata de una reunión familiar o informal, sé acomedido y pregunta si tu anfitrión necesita algo para el evento, desde el pan hasta los hielos, ¡siempre hay olvidos! También puedes ayudar colocando la mesa, sirviendo bebidas o entreteniendo a los invitados…

EN LA MESA, ¡QUE LA FUERZA TE ACOMPAÑE!

Come sin prisas y de buen humor. Al degustar tus alimentos con calma y refinamiento, proyectas una excelente imagen y cuidas tu digestión. Evita estas conductas:

- **El dudoso:** si no estás seguro de cómo comer algún platillo, espera a tu anfitrión. Él jamás llevaría a la mesa un alimento que le sea desconocido comer. Además de poder imitarlo, tienes la cortesía de esperarlo para que dé inicio al evento. Obsérvalo sutilmente.
- **El melindroso:** si estás en un restaurante, lo recomendable es pedir los mismos tiempos que el resto de los comensales. Si es demasiado para ti, pide entradas pequeñas. Si no te agrada alguno de los platillos es válido decir: "No, gracias". Si por algún motivo no puedes terminar tu comida, déjala ahí. Si algún convidado de confianza quiere tu plato, pásalo completo, pero no sirvas nada de un plato a otro.
- **El devorador:** evita comer de forma atropellada o con glotonería. Recuerda, el pan no es la entrada, se sirve para acompañar los alimentos. Si hay una canasta para toda la mesa y el pan está entero, troza sólo el pedazo que te vas a comer, sin tocar el resto.
- **El solitario:** si necesitas la sal o algún aderezo que se encuentre

lejano a ti, evita cruzar el brazo delante de los comensales; pide amablemente que te aproximen lo que requieres.

- **Mafalda:** nunca les soples a la sopa ni la revuelvas, mejor deja que se enfríe ligeramente. No chopees ni sorbas. Si estás a punto de terminar, no inclines el plato; siempre es preferible dejar un poquito.

- **El picador:** es innecesario partir toda la comida de una sola vez. Lo elegante es ir cortando peque-ñas porciones. Ojo: la pasta no se troza, se enreda sutilmente en el tenedor. Tampoco las lechugas se cortan con el cuchillo, con excepción de la César (hoja larga); todas las demás deben trincharse y comerse sin usar cuchillo.

- **El platicador:** evade hablar demasiado mientras comes, opta por plati-car durante los entretiempos.

- **El marimbero:** hacer ruidos con los cubiertos no es conveniente; mu-cho menos, pinchar un trozo de comida y usarlo como batuta de direc-tor de orquesta mientras se platica, resulta desagradable; el alimento se puede caer y ensuciar a la persona más cercana.

- **El comelón:** si quieres repetir platillo, avisa al anfitrión o al mesero. De preferencia pregunta cuántos tiempos habrá, no vaya a ser que no llegues al plato fuerte por sentirte satisfecho con la sopa. Si estás en un buffet es preferible que te sirvas varias veces a hacerlo en grandes porciones. Además de verse muy mal, puedes caer en excesos.

- **El tembloroso:** si derramas algo sobre la mesa (agua, vino, salsa, mole), ¡mantén la calma! y deja que el mesero se encargue; si es en alguna casa, ayuda al anfitrión a limpiar. Si mojaste a otra persona no intentes secarla, sólo dale lo necesario para que ella misma lo haga y ofrece pagar la tintorería. Si mojaste algún gadget o rompiste algo, discúlpate de forma breve, y al terminar acércate con esa persona y ponte de acuerdo para saldar lo que estropeaste.

BEBER ALCOHOL

Beber un buen vino o un coctel puede ser algo delicioso y suele ser un componente de casi toda reunión social; sin embargo, la recomendación es no excederse.

PROCURA:

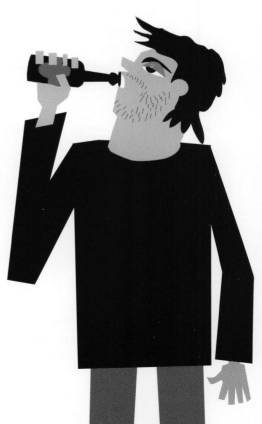

- **Comer algo** antes de beber.
- **Alterna con agua** mineral u otra bebida no alcohólica.
- **Tomar una copa** cada hora (hombres) o una copa cada hora y media (mujeres).
- **Disfrutar la plática,** bailar, comer, reír...
- **No insistir a tus invitados** si no desean tomar alcohol, esto es de pésimo gusto.

Lo malo: el alcohol altera el correcto funcionamiento de los neurotransmisores, distorsiona la percepción visual, la coordinación motora y el lenguaje. Además, por sus efectos depresivos, es peligroso mezclarlo con bebidas energéticas, ya que éstas contienen estimulantes (lo mismo ocurre con algunos medicamentos).

Si te excedes, ten en cuenta que al día siguiente la pasarás muy mal: dolor de cabeza, sed, mareos, irritación estomacal…

¿UN CIGARRITO?

Actualmente, debido a disposiciones internacionales, se han restringido las zonas para fumadores. Además existen algunas normas sociales para convivir con quienes no fumamos.

- **Evita fumar** en lugares cerrados, sobre todo si se trata de puros. No a toda la gente le gusta el olor fuerte y penetrante.
- **Pregunta al anfitrión** si permite fumar en su casa (también pregunta al resto de los invitados si les molesta que fumes).
- **Fuma sólo en la sobremesa** y a la hora del café. No acompañes tu comida o postre con humo.
- **No fumes cerca de niños,** mujeres embarazadas, adultos mayores y enfermos.
- **Pide un cenicero,** las cenizas nunca se deben dejar caer al suelo.

DAR Y RECIBIR REGALOS

Un regalo es una muestra de atención y afecto, refleja cuánto te importa esa persona; además es una extensión de tu imagen. Cuida que tu obsequio le sirva a quien lo recibe, que pueda usarlo, disfrutarlo y hasta presumirlo con los demás.

Antes de regalar conviene pensar un poco en los gustos y estilo de vida de la persona, y si no los conoces lo suficiente, pregunta; por favor, no adivines.

Éstas son algunas de las personalidades y los regalos ideales que te sugiero.

	Clásico	Creativo	Natural
Personalidad	Práctico, conservador, formal, pero no pasado de moda. Le gusta la simplicidad y la calidad	Sociable, innovador, vanguardista.	Atlético, relajado, amante del confort y de la naturaleza.
¿Qué regalar?	Ajedrez Tren eléctrico Libros clásicos Suscripción a una revista Pluma fuente Botella de brandy o coñac	Figuras de colección Series de televisión Videojuegos Gadgets Cómics	Papalote, Cámara fotográfica Lentes de sol Mochila o bandolera Tenis Tienda de campaña
Ni se te ocurra	Ningún producto artesanal o hecho a mano	Zapatos, corbatas, o accesorios formales	Puros, licoreras, cualquier producto de origen animal

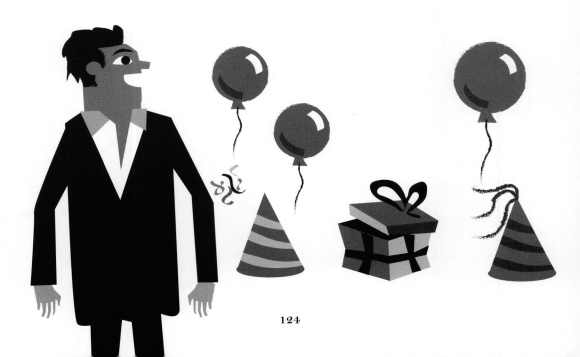

MUJERES

Personalidad	Clásica	Creativa	Natural
	Elegante, equilibrada, y formal	Es amigable, comunicativa e innovadora	Es abierta, sencilla, relajada y expresiva
¿Qué regalar?	Libros (romance y drama) Chocolates Juego de té Portarretratos Alhajero	Agenda Reloj Bolso de diseñador Accesorios de piezas geométricas *Kindle* Libros de arte o de fotografía	Sesión de spa Cremas para el cuerpo Zapatos cómodos Chalina texturizada Macetas con flores
Ni se te ocurra	Ropa o accesorios muy llamativos, con estoperoles o con mucho brillo Esmaltes de uñas	Muñecos de peluche Porcelana	Maquillaje Tacones Aretes pesados

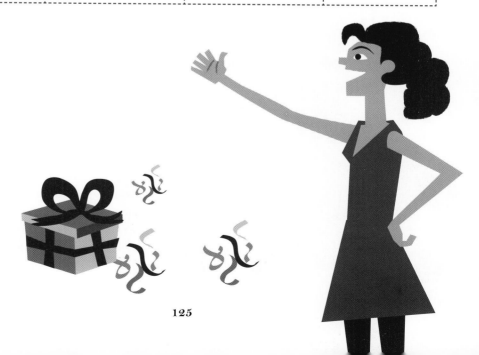

REGALITOS SALVADORES:

- **Galletas y chocolates** finos o muy innovadores, con éstos jamás pasarás desapercibido, todos recordarán el dulce sabor del momento.
- **Tarjetas prepagadas** de tiendas departamentales, música o apps.
- **Carteras**, sólo si conoces los gustos de la persona.
- **Boletos para algún concierto** o evento deportivo, ¡gol!
- **Canastas de dulces** o de fruta.
- **Arreglos florales**, muestran a alguien interesado en reflejar sus emociones. Es una bella delicadeza, que encanta a las mujeres y a los hombres.
- **Regalos temáticos.** Detalles pequeños e iguales para varias personas de la familia o la oficina: calcetines, bufandas hechas por una fundación, dibujos, en fin, lo que tú quieras.

NO AL ROPERAZO, SÍ A RECICLAR

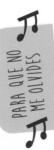

RECICLADO

En México, le decimos "roperazo" a regalar un obsequio que te dieron antes a ti. Es algo que suele verse como egoísta o tacaño. Además, si ese regalo viene de un círculo pequeño de amigos o de compañeros de la oficina te van a "cachar" y quedarás muy mal.

Mi teoría es que puedes reciclar: regalándolo fuera de una ocasión especial y al poco tiempo de que lo recibiste. Debes ser franco: "Recibí un regalo que no es mi estilo, pero que creo que te puede gustar y además es nuevo". Si esa persona lo quiere, no tiene nada de malo.

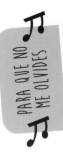

Cuídate de tus regalos

No se te vaya a ocurrir mencionar el precio, que lo compraste en barata, o menos que se lo encargaste a alguien que "le atinó"; eso es de muy mal gusto. Tampoco elogies tu propio regalo: "¡Está muy bonito!, ¿verdad?", "Es finísimo ese platón".

NO ME GUSTÓ EL JARRÓN QUE ME DIO LA TÍA ARELY

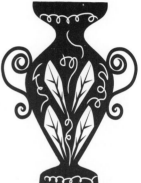

Prácticamente todas las tiendas departamentales tienen el famoso "ticket de regalo", por lo tanto, si el regalo no es de tu gusto, cámbialo. Si no es así, aquí sí tienes un problema ya que la tía Arely puede preguntar por el jarrón…

Ni hablar, debes ser sincero y explicarle que te regalaron uno igual… que ya tienes muchas piezas similares… (una mentira blanca no hace daño).

De acuerdo, di la verdad: "Gracias, pero esa pieza no es de mi gusto, aprecio el detalle, pero prefiero cambiarlo", rápido y sin tantos rodeos. Créeme, la gente se quedará más tranquila dando algo que realmente te gusta y tú estarás más cómodo sin ese jarrón en tu sala.

¡Gracias, gracias, gracias!

Debes agradecer cualquier regalo o atención que alguien te brinde. Puedes hacerlo vía telefónica, por escrito o en persona, pero, por favor, siempre da las gracias. Lo ideal es hacerlo al día siguiente de haber recibido el obsequio. Tienes hasta tres días, más tiempo no es prudente.

¡QUE LO ABRA, QUE LO ABRA!

Pues sí, el mejor momento para abrir tu presente es frente a la persona que te lo dio. ¿Razón? Halagar a quien te lo brinda, ya que tuvo el interés y tiempo para pensar en ti. También puede ser por medio de una breve redacción o llamada: "Gracias, Beca, por el juego de té tan bello que me mandaste. Espero que pronto me visites para estrenarlo juntas", "Maru, gracias por enviarme esa bella maceta, quedó linda en mi sala".

En el caso de que alguien te regale dinero, debes decirle en qué lo vas a emplear: "Gracias por lo que me diste, me compraré el disco de Prince".

Quedan excluidas las grandes celebraciones como bodas y XV años, pues no te va a dar tiempo de abrirlos todos, pero ¡ojo!, no te olvides de agradecer cada uno.

AL FINAL...

Así como recibiste a tus invitados, también despídelos; es el mejor momento para entregar una tarjeta o agendar una nueva cita: "Te llamo el lunes". Si estás en un restaurante o bar, tú pones la pauta para irse. Marca el final de la reunión pidiendo "el último café" o "un vaso de agua y la cuenta".

Si la reunión es en tu casa, espera a que los invitados tomen la iniciativa. O puedes mencionar: "Me da gusto que hayan venido", "Gracias por haber estado aquí esta noche…", ésas son señales claras que tus invitados sabrán interpretar.

Si eres invitado, nunca te vayas como Cenicienta, despídete del anfitrión y agradécele su cordialidad. Si al despedirte, te piden que te quedes, hazlo un rato más (hasta cuando tú te sientas a gusto); pasado ese tiempo, ¡retírate!

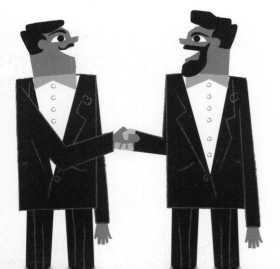

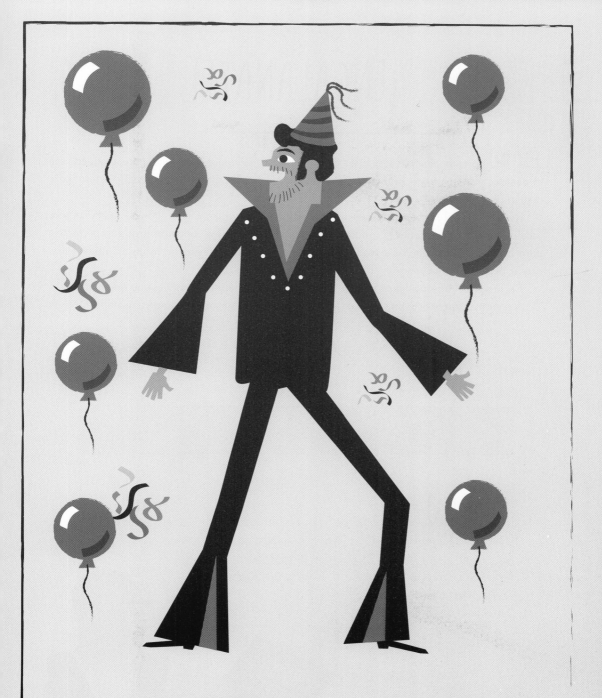

DE MODA Y MODALES

¡ENGALÁNATE!

Eso de impresionar a tus invitados con atuendos y peinados elaboradísimos ya quedó en el pasado, sé afín con el momento y formalidad de tu cita. Busca la empatía. ¡Vístete para disfrutar el momento!

Recuerda que los colores claros agregan cordialidad y disposición. Por las mañanas son ideales para abrir la plática y conocer gente. Mientras que los tonos oscuros son perfectos para la tarde y la noche, visten el momento de seriedad y elegancia, úsalos también para cerrar negociaciones.

En una ocasión especial tu imagen será recordada, así que cuidado con lo que hagas.

A continuación te dejo una tabla de arreglo formal para tus celebraciones más importantes:

HOMBRES

Mañana	Tarde	Noche
Traje	Traje	Traje o esmoquin
Colores: sólidos o estilo raya de gis en azul marino o gris	Accesorios: hay que combinar la corbata con el color de la camisa	Accesorios: pañuelo, mancuernillas, chaleco
Accesorios: corbatas en colores sutiles o tonos pastel (rosa, malva, verde agua hasta llegar al gris muy suave)	Zapatos de agujetas	
Zapatos de agujetas		

MODA Y MODALES

MUJERES

Mañana	Tarde	Noche
Vestidos estampados, conjuntos de pantalón o falda y saco corto delineados a la cintura Colores: rosa pastel, verde agua, amarillo paja, beige, blanco	Pantalones anchos, blusas muy femeninas, vestidos envolventes Colores: rosa, lila, gris aperlado (combinaciones con blanco)	Vestidos largos, de corte strapless o halter, de telas como chifón, seda, organza Colores: rojos intensos, verdes profundos, azul turquesa
Accesorios: discretos y naturales, como perlas, coral, piedras, madera o semillas	Accesorios: brillantes, diamantes, zirconias de tamaño mediano	Accesorios: chalinas, zapatillas y bolsas tipo clutch

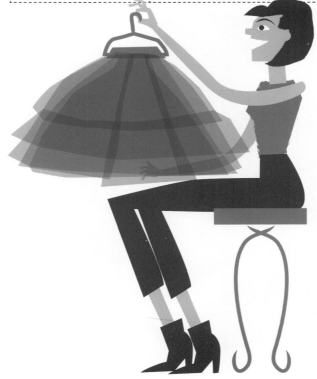

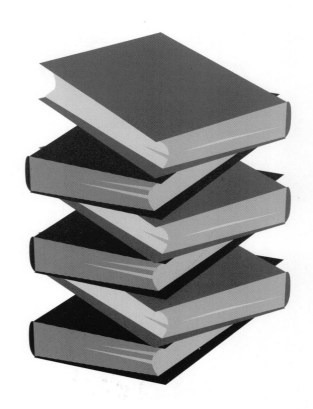

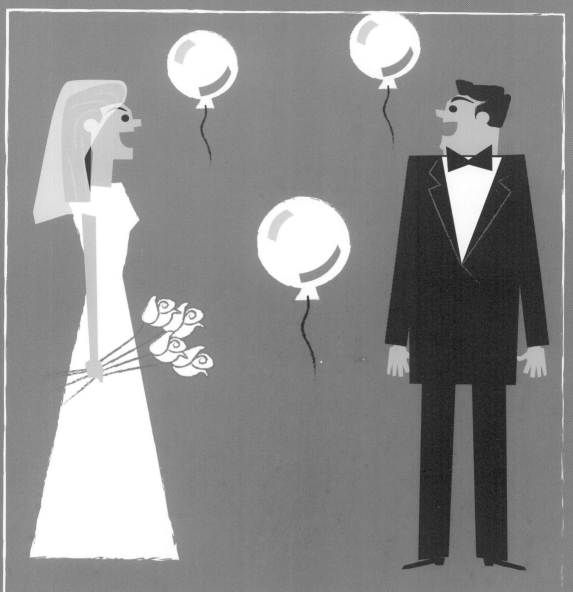

¡QUE SIGA LA FIESTA!

SIETE

Ni hablar, de que nos gusta la pachanga, nos gusta… Ahora te hablaré en términos muy generales de ciertas fiestas familiares y formales muy importantes, de su etiqueta y significados.

LA LLEGADA DE UN NUEVO INTEGRANTE DE LA FAMILIA

Esta noticia provoca felicidad, conmueve a los más inflexibles y trae consigo una enorme responsabilidad. Dar la noticia siempre es el primer paso, lo ideal es decirle antes que a nadie a tu pareja, a continuación a los padres de ambos y al final a amigos y otros familiares. Para anunciarlo, realiza una comida o brunch. Puedes poner un anuncio sobre el pastel, colocar un cartel en la sala, poner un detalle en las servilletas… En fin, puedes ser muy creativo, tu familia estará feliz con la noticia.

En algunos casos, si el embarazo es delicado, es conveniente informar sólo a los padres. A partir del tercer mes, se da el aviso a todos los demás.

BABY SHOWER

Esta reunión la organiza la mamá, la suegra, las hermanas o amigas íntimas de la futura madre. Y pueden asistir hombres y mujeres, o sólo mujeres, eso lo decide la anfitriona. Se puede realizar una sola fiesta o varias, dependiendo de quiénes la organicen y la disposición de la futura madre.

Lo recomendable es hacerla al final del segundo trimestre o inicio del tercero, cuando la madre todavía tiene buen humor y movilidad.

Este evento es un clásico de bienvenida, donde se reciben regalos para el bebé: carriolas, andaderas, ropa de cama, sets de baño, juguetes, pañales, ropa, zapatos. Los grandes almacenes cuentan con mesas de regalos para que los futuros papás elijan todo lo que necesitan. Y no te olvides de pedir el ticket para cualquier cambio. También pueden organizarse fiestas temáticas: pañales, ropa, dinero… Si ya conoces con certeza el sexo del bebé, es importante que lo coloques en las invitaciones.

Es preferible no servir alcohol en estas reuniones, pero si celebras el baby shower por la mañana puedes servir mimosas, con eso quedarás como una reina.

LA PRIMERA COMUNIÓN

Este acto en específico debe ser sobrio y poco concurrido, ya que es netamente religioso, es un compromiso espiritual. No te quiebres la cabeza ni exageres con el presupuesto, haz algo sencillo, pero emotivo, como un desayuno. Puedes elegir un pastel con decoración alusiva. Los colores que se sugieren son el blanco combinado con tonos pastel que aluden a la pureza y ternura.

La etiqueta del vestuario indica que en la eucaristía los pequeños deben llevar:

- **Prendas en color blanco** por la naturaleza del evento.
- **Un rosario,** que los compromete a rezar continuamente.
- **Un crucifijo** que es la representación y el ejemplo de la vida de Cristo.
- **La Biblia,** como recordatorio de las enseñanzas y el modelo de vida aceptado.
- **La medalla** de su bautizo, que significa la renovación de su fe.
- **La vela** que simboliza la luz que los iluminará durante su camino.

Si eres invitado puedes dar un regalo significativo y de preferencia lúdico o didáctico, ya que esta celebración es formativa para el festejado: libros, rompecabezas, legos, juegos de mesa, lápices de colores, dinosaurios…

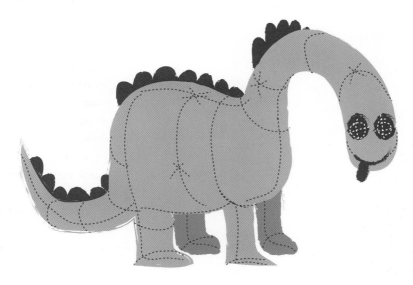

XV AÑOS

Cumplir quince años simboliza la entrada de una jovencita a la sociedad, es el momento en el que "deja de ser niña, para convertirse en mujer". Actualmente hay muchas formas de celebrar los XV, desde viajar a Europa en un tour especial para quinceañeras, hasta festejar con una pequeña recepción o una gran fiesta. Además de lo que ya vimos en el capítulo anterior sobre planeación, considera lo siguiente:

- **Iglesia.** Si decides hacer una ceremonia religiosa aparta la fecha, eso es básico.
- **Padrinos.** Puede haber padrinos simbólicos (que no hacen aportaciones económicas para la fiesta) o los padrinos que se hacen cargo de algunos gastos (pastel, música, bebida, vestido, etcétera). Hay que solicitarles con antelación su participación y apoyo.

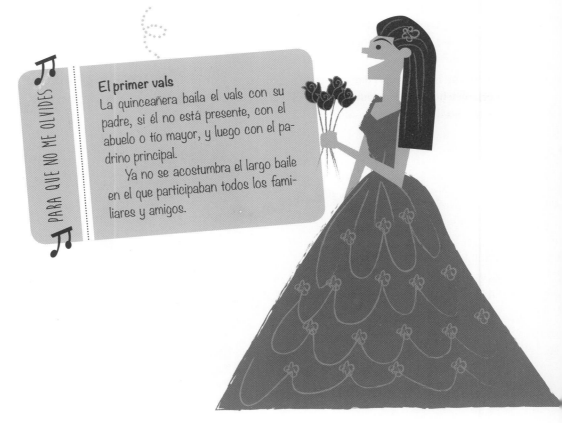

PARA QUE NO ME OLVIDES

El primer vals

La quinceañera baila el vals con su padre, si él no está presente, con el abuelo o tío mayor, y luego con el padrino principal.

Ya no se acostumbra el largo baile en el que participaban todos los familiares y amigos.

Ya no vivimos en los tiempos de pedir permiso a padres o familiares para entablar un noviazgo. Es más preguntarle a una chica "¿quieres ser mi novia?" está ligeramente en desuso… aunque todavía nos halaga. En fin, las palabras y las formas han cambiado, pero existen ciertas formalidades –que denotan interés y compromiso– que perduran.

Actualmente se presenta la pareja a los padres, familiares y amigos, y se les anuncia acerca del vínculo que han decidido formar y listo. El noviazgo es la mejor oportunidad para disfrutar momentos cotidianos en los que ambos puedan conocerse y convivir.

COMPROMISO FORMAL

Realizar una "pedida de mano" o fiesta de compromiso es sencillo, pero exigente, ya que representa el primer encuentro protocolario entre ambas familias. Es ideal realizarla de un año a seis meses antes de la boda.

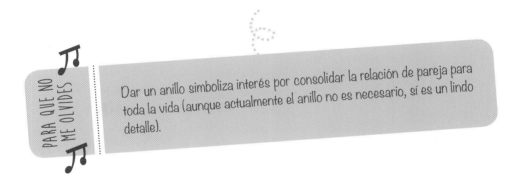

PARA QUE NO ME OLVIDES

Dar un anillo simboliza interés por consolidar la relación de pareja para toda la vida (aunque actualmente el anillo no es necesario, sí es un lindo detalle).

Los novios pueden decidir quién acude a su fiesta pero, de entrada, los invitados son las dos familias directas (padres, hermanos, sobrinos). En muchos casos, en estas celebraciones pueden estar presentes amigos cercanos, que han crecido con la familia y ya son parte de ésta. Se puede elegir desde un brunch, comida o cena y no se reciben regalos en esta ocasión. Aunque realizar este evento no es forzoso, te permite prever la organización de la boda. Por favor, nunca invites a alguien a quien no hayas considerado convocar a la boda, no es prudente.

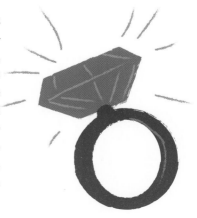

LA BODA, ¡ARRANCA!

Si ya decidiste casarte, llénate de paciencia. Prepárate para muchas aventuras y gastos… muchos gastos.

- **La lista de invitados.** Este tema es sencillo de resolver y muy equitativo. Divide a tus invitados en tres: ambas familias y amigos mutuos (aquí entran los jefes, socios o compañeros de trabajo).

- **Los gastos.** En tiempos remotos, la tradición del matrimonio dictaba que la familia de la novia le otorgara una suma de dinero al novio como dote de la futura esposa, además de hacerse cargo del ajuar, algunos muebles y enseres. Sin embargo, esto ha cambiado; hoy una boda puede costearse de muchas maneras. Lo más justo es dividir todo entre tres: los padres de la novia, los padres del novio y ustedes dos. O bien, que toda la boda corra por cuenta de los novios. Ustedes elijan.

- **El padrino, patas de…** En la actualidad, el papel de padrino es simbólico, si alguien se ofrece a colaborar con algo y tú lo quieres, acéptalo, pero no debes obligar a nadie a hacer un gasto por ti. Nada de: "Tú eres el padrino y debes comprar el pastel para quinientas personas". Recuerda que entre más patrocinadores tengas (digo, más padrinos), éstos podrán opinar y deberás complacerlos…

- **Contrata a un planeador de bodas.** Gracias a su experiencia pueden lograr eventos inolvidables. Por otro lado, pedirle ayuda a tu familia puede desgastar su relación, mejor acude con los expertos.

- **La burocracia.** Toma en cuenta todos los trámites que debes realizar ya sean civiles o religiosos. ¡No los dejes pendientes!

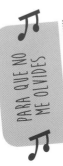

PARA QUE NO ME OLVIDES

Las invitaciones son todo un tema, ya que serán la primera imagen de tu boda y deben ir de acuerdo con el estilo que hayas elegido para el evento. Lo mejor es que te acerques a profesionales en este rubro.
Si tu letra no es tan bella, pide ayuda para rotular las invitaciones, contrata a alguien y pide sobres de más, por aquello de los errores…

El matrimonio civil. Este un evento que puede ser pequeño y discreto (como la fiesta de compromiso) o ser la celebración principal en el caso de no realizar ceremonia religiosa.

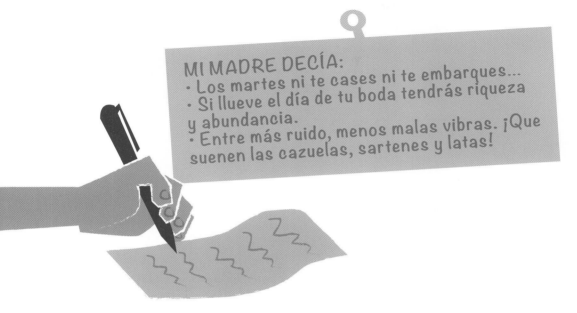

MI MADRE DECÍA:
- Los martes ni te cases ni te embarques...
- Si llueve el día de tu boda tendrás riqueza y abundancia.
- Entre más ruido, menos malas vibras. ¡Que suenen las cazuelas, sartenes y latas!

Si realizas ambas ceremonias puedes optar por una más relajada para el matrimonio civil, sólo con amigos, tipo coctel.

El coctel es una recepción elegante; digamos que es el *upgrade* de una reunión común de los jueves o viernes por la tarde. En esta celebración se sirven bocadillos, canapés y bebidas.

El guardarropa para estas ocasiones es más elegante, con brillos y lentejuelas, tacones y maquillaje. Y para los caballeros, traje y corbata.

Los testigos. Pueden ser amigos, familiares o personas ilustres. Este nombramiento se considera un honor, es una distinción que le haces a esa persona; por eso, piensa bien quiénes serán tus testigos. Respecto a la cantidad, por lo general se eligen dos testigos por cada uno de los contrayentes.

Ceremonia religiosa. Las iglesias suelen apartarse hasta con un año de antelación. Si la que quieres es muy demandada, ¡reserva cuanto antes! Pregunta lo que está permitido dentro del recinto: música, flores, video...

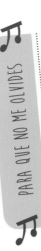

El cortejo tradicional

Al llegar, entran primero los invitados y esperan en sus lugares.
Después entra el padre (derecha), el novio (centro) y su madre (izquierda). Detrás de ellos las damas y padrinos (anillos, lazo, arras). Luego, la madre de la novia y el padre del novio.

Al final, la novia con su padre, hermano (o la persona que la entregue) y los pajes.

Al terminar la ceremonia, los novios salen primero, luego los pajes, los padres, las damas, madrinas y padrinos y, al final, el resto de los invitados.

LOS TRADICIONALES

Los pequeños detalles forman un gran evento, por lo tanto nunca pierdas de vista los siguientes puntos:

- **Las despedidas:** hay muchas fórmulas para realizar las despedidas y todas son válidas. Tradicionalmente, los padrinos de honor son los encargados de organizar las despedidas. Pueden hacer una fiesta con amigos, mixta, o hasta irse de viaje. Es muy importante que a esta despedida sólo vaya gente que estará presente en la boda.

- **Las alianzas:** cuiden que combinen con el anillo de compromiso. Llevar los dos anillos es realmente hermoso. Adquiéranlas en joyerías de prestigio o acérquense a su joyero de confianza. Las alianzas son para siempre, por lo tanto deben ser de calidad y al gusto de los dos.

- **El vestido:** ya sea que compres uno nuevo o lleves el de tu madre o abuela (con los ajustes pertinentes, de acuerdo con el tono que te corresponde y tu figura), el vestido es uno de los protagonistas de la boda por lo tanto, no lo dejes a un mes de la fecha, debes preparar su elaboración o arreglos con seis meses de anticipación, como mínimo.

- **El velo:** antiguamente se consideraba una protección de malos espíritus y dignificaba el puesto de la novia en la nobleza. Hoy, más allá de esas creencias, llevar un velo es símbolo de elegancia y moda. Debe ser un complemento que realce tu vestido, sin llamar demasiado la atención.

- **El ramo:** jamás debe pasar inadvertido, éste le da vida al vestido y más si es de flores naturales. Hay quienes consideran que debes tener más de un ramo (el que dejas en la iglesia, el que avientas y el que guardas de recuerdo…).
- **La foto:** la imagen oficial también se realiza de acuerdo con lo que los contrayentes decidan, puede ser en un estudio o en algún exterior. Siempre es bueno contratar a un fotógrafo para la iglesia y la recepción. Muchos salones de fiestas ofrecen este servicio y los invitados pueden comprarlas o los novios pueden pagarlas todas y regalarlas después; las dos ideas son apropiadas.
- **Arroz,** pétalos de rosas, pompas de jabón: al salir de la iglesia se acostumbraba aventar arroz a los novios como símbolo de prosperidad y fertilidad; sin embargo, ahora puede parecer un despilfarro. Aunque si lo haces de manera simbólica no creo que afecte a nadie. Puedes darles un poquito de arroz a las abuelas (para que tengan un momento de protagonismo) y el resto de los invitados puede lanzar pétalos de rosas o pompas de jabón (a discreción, no se nos vaya a caer el maquillaje).

- **El brindis:** debe hacerlo, a la hora del postre, una persona elegida por los novios. De preferencia el mensaje debe ser conciso, amoroso y en ocasiones divertido, jamás aburrido o largo. Ya terminado este brindis, los padres contestan con palabras breves, prácticamente de agradecimiento.

- **El pastel:** aunque hoy en día se puede suplir con una mesa de postres, cortar un pastel suele ser el acto más dulce del evento, ya que, después de bailar, es lo primero que ambos realizan juntos como esposos.

- **Los regalos:** actualmente, dar regalos es maravilloso, ya que los novios van a las tiendas departamentales, abren una mesa, eligen los regalos que desean, añaden en las invitaciones el número del evento y listo, ¡los regalos llegarán poco a poco! Me encantan los regalos en los que no hay pierde y están listos a tiempo.

- **Los invitados:** seguramente tus convidados usarán sus mejores galas para acompañarte en este evento, pero si quieres que vistan de alguna manera en particular debes indicarlo en la invitación: etiqueta rigurosa, mujeres de color coral, hombres con traje de pingüino, ropa de manta, todos de blanco…

- **Los agradecimientos:** una manera de tener una atención con quienes te acompañaron o te dieron algún regalo es agradeciéndoles. Te podría llevar toda una tarde, pero hazlo, vale la pena. Puedes mandar una nota por correo postal, que se ve increíblemente bien, o con una llamada telefónica, pero nunca por Whatsapp, ¿de acuerdo?

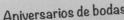

Aniversarios de bodas

De acuerdo con la tradición, cada aniversario se les puede regalar a los novios un detalle, de un material específico. También pueden darse regalos entre ellos. Simbolizan la fuerza que va adquiriendo la pareja con el paso de los años.

1	papel	12	hilo
2	algodón	15	cristal
3	cuero	20	porcelana
4	seda	25	plata
5	madera	30	perla
6	hierro	35	coral
7	lana	40	rubí
8	bronce	45	zafiro
9	arcilla	50	oro
10	estaño	60	diamante

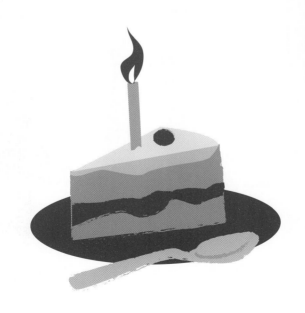

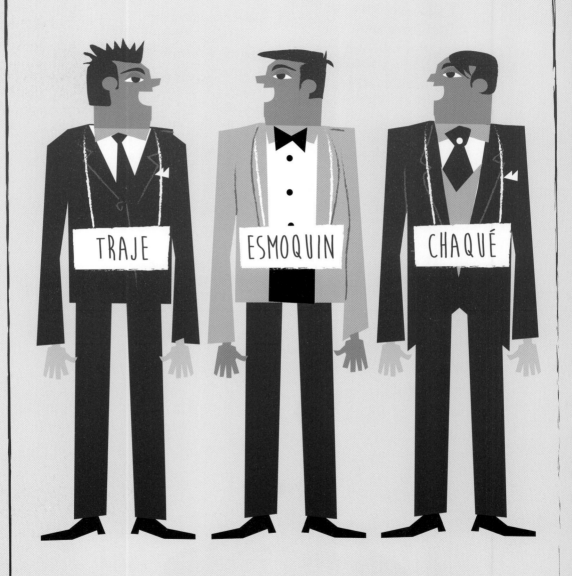

TRAJE ESMOQUIN CHAQUÉ

DE MODA Y MODALES

¿CÓMO DEBEN
VESTIRSE LOS NOVIOS?

Compren sus atuendos hasta que hayan confirmado fecha, lugar y hora de la ceremonia. No es lo mismo casarse en la mañana que por la noche, en la ciudad o en la playa; todos los factores influyen para elegir el mejor.

¡TU VESTIDO!

Definitivamente el blanco es el color por excelencia, sin embargo hay muchos tonos de blanco; elige el que vaya de acuerdo con tu colorimetría. Te invito a profundizar en ese tema en mi libro *La mejor versión de ti*, así podrás encontrar el mejor tono para tu vestido.

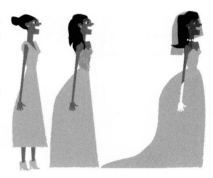

- **Novias matutinas:** tonos más claros; corte sencillo, sutil y femenino; vestidos con escotes pequeños y mangas cortas. Evita demasiado brillo y pedrería.
- **Novias vespertinas:** vestidos estilizados al cuerpo, de corsé, brocados, holanes, con escotes tipo halter.
- **Novias nocturnas:** vestidos de sueños y princesas, ¡date vuelo!

Para las novias en segundas nupcias o muy modernas, los vestidos en colores distintos al blanco son una excelente opción; desde gris, malva, rojo y hasta negro. Si es tu segunda boda o pasas de los cuarenta, un color mate será perfecto, te hará lucir elegante y adecuada a tu edad. Todo dependerá del estilo de novia que seas. No hay nada escrito en las bodas, ¡tú eres la que manda!

¡TRAJE PARA EL NOVIO!

- **Novios matutinos:** utiliza colores claros: beige, blanco, gris perla (también puedes usar guayaberas).

- **Novios vespertinos:** traje gris o azul marino; incluso chaqué.
- **Novios nocturnos:** prefiere el elegante traje negro o frac.

PAJES Y NIÑOS

NIÑOS

- **Un traje de color claro,** o pantalón blanco y saco azul.
- **Un pantalón blanco** y una linda guayabera blanca o azul cielo.

NIÑAS

- **Vestidos largos de algodón** o muselina con bordados y/o encaje.
- **Una linda tiara de flores.**

Te propongo que empieces a enseñarle a tus hijos a elegir su ropa, dales la oportunidad de encontrar su estilo. Si no, aquí entre nos, sólo les mostrarás lo que a ti te gusta y ellos no podrán ser auténticos…

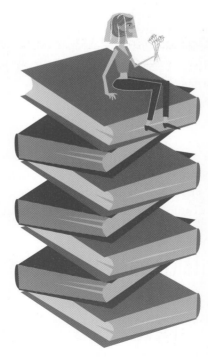

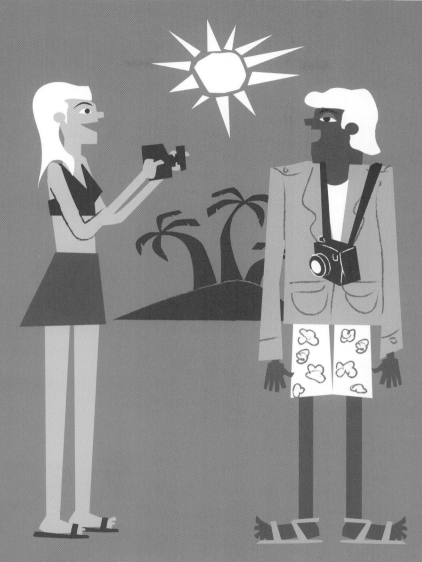

TUS VIAJES

OCHO

Viajamos por placer (solos, con familiares, pareja o amigos), lo cual significa descanso, diversión o cultura; o su contraparte, los viajes de negocios (con colegas o jefes). Ambas formas son totalmente diferentes, desde nuestro comportamiento y hasta nuestra manera de vestir.

A continuación te presento algunos puntos esenciales que debes tomar en cuenta en todos tus viajes, ¡en todos, dije!

DOCUMENTACIÓN, BOLETOS, RESERVACIONES

Prepara con anticipación la documentación necesaria para viajar: identificación, pasaporte, visa (vigentes). Ten a la mano tus boletos de avión o autobús y tus reservaciones de hotel. Todo esto debe estar en perfecto orden.

RUTAS

Si realizas una serie de viajes cortos o si haces un viaje largo con escalas, planea con cuidado tus rutas para no hacer demasiadas conexiones, esperas muy largas o recorridos demasiado agotadores.

Consigue un mapa del lugar que visitas para que puedas desplazarte con certeza.

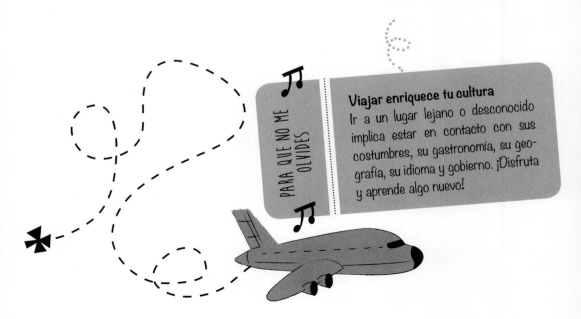

PARA QUE NO ME OLVIDES

Viajar enriquece tu cultura
Ir a un lugar lejano o desconocido implica estar en contacto con sus costumbres, su gastronomía, su geografía, su idioma y gobierno. ¡Disfruta y aprende algo nuevo!

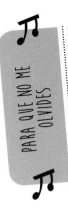
SEGURIDAD

En tiempos como éstos hay que tomar ciertas precauciones al viajar:

- **Lleva tu teléfono** con batería y saldo suficiente, ya que tu celular es una excelente herramienta si tienes una emergencia.
- **No lleves demasiado dinero** en efectivo ni portes joyas.
- **Sácale una foto a tu maleta abierta**, previo a documentarla. Esto debe ser una constante en todos tus viajes, uno nunca sabe.
- **Si no deseas hablar con nadie,** ponte a leer o trabajar en tu tableta, ¡Ocúpate!
- **En el lugar en que te hospedas,** cierra muy bien la puerta de tu recámara.
- **Asegura tus objetos de valor** en la recepción del hotel o déjalos dentro de la caja fuerte de la habitación.

PARA VIAJAR CÓMODO

Usa ropa cómoda, poco ajustada. Prefiere el poliéster o nailon para no llegar muy arrugado. Si viajas a lugares fríos, lleva ropa de lana o viscosa. Prescinde de muchas capas de ropa, pues los aviones y autobuses suelen estar están climatizados. Evita los zapatos de tacón, prefiere los de cuña o mocasines.

Extrema tu higiene personal, estarás muy cerca de extraños durante horas. Usa desodorante, pero evita el perfume: viajarás en un lugar pequeño y cerrado, donde todos los aromas se potencian…

EN LOS AVIONES, AUTOBUSES, TRENES

A veces pienso que las empresas de transportes foráneos retan la paciencia de sus pasajeros en cada viaje, ¿no crees? Sin embargo, a pesar de todas las vicisitudes, tu conducta debe ser irreprochable.

- **Siempre saluda** al personal de abordo, sigue sus indicaciones y agradece. Ellos están tratando de brindarte el mejor servicio, reconoce su labor.
- **No subas valijas** grandes como si fueran bolsas de mano, por favor, no seas necio.
- **Aborda con cuidado,** sin empujar a la gente y sin golpear a nadie con tus bolsas.
- **Ubícate sólo en el lugar** que te corresponde.
- **Ayuda** (a quien lo necesite) a colocar su equipaje en el maletero superior.
- **Brinda una sonrisa** y un breve contacto visual a tus acompañantes de viaje, crea empatía. Ya estás arriba, ¡relájate!
- **Evita incomodar** a los otros pasajeros. Lo ideal es hablar en un tono bajo, usar audífonos, no moverte demasiado. Aprovecha el trayecto para trabajar o tomar una siesta.
- **Antes de reclinar tu asiento,** fíjate que la persona que está detrás de ti no esté usando la mesa de apoyo; es realmente molesto que tiren tu comida o muevan tu computadora.
- **Al caminar por los pasillos** no te apoyes en los asientos, pues tironeas a los que están sentados.
- **Aunque la luz verde** indica que el sanitario está desocupado, siempre toca antes de entrar. Cuando entres cierra con seguro.
- **¡No te quites los zapatos!** Incluso en viajes largos, no es conveniente exhibir tus pies. Además, los olores son muy vergonzosos e incómodos para todos.
- **Evita anécdotas o bromas** sobre accidentes o terrorismo, ya que puedes asustar a los demás pasajeros.
- **Si llevas un snack** procura que no sea muy oloroso o líquido, que puedas derramar sobre otros pasajeros.

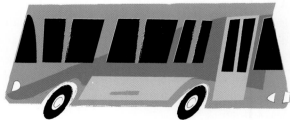

EL INCÓMODO JET SET, DIGO, ¡JET LAG!

Se le llama también "síndrome de los husos horarios" a los malestares que conllevan un viaje extenuante en el que cambiaste de huso horario de forma drástica.

Si te sientes cansado, con la presión baja o alta, falto de apetito, mareado, con dolor de cabeza, aturdido… es tu reloj biológico (o ritmo circadiano) tratando de adaptarse al cambio de horario.

Mis recomendaciones son:

- **Desde que viajas,** ajusta tu reloj al horario al que te diriges, esto te ayudará a mentalizarte y adaptarte más rápido.
- **No bebas alcohol** ni café (desde el avión).
- **Al llegar,** toma agua cada dos horas, como mínimo. Haz un poco de ejercicio, estírate.
- **Si llegas de día** (aunque tengas sueño) date un baño y actívate, realiza actividades al aire libre, camina. Eso también servirá para aclimatarte al ambiente.
- **Si llegas de noche** (y no tienes sueño) ponte la pijama, lee un poco, pon música suave, toma un té, acuéstate, cierra los ojos, relájate, respira. Crea un ambiente propicio para generar sueño.
- **Lo ideal** es agendar actividades un día después de tu llegada, así tendrás tiempo de descansar y recuperarte.

VIAJES DE NEGOCIOS

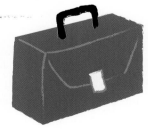

Lo primero que debes pensar es que eres la representación de tu empresa y, por consiguiente, tu comportamiento y tu imagen deben ser impecables. Por favor, no olvides eso.

PROPÓSITO DEL VIAJE

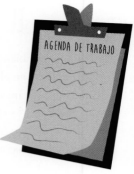

Cualquier viaje de negocios debe incluir una agenda de trabajo; créeme, en ninguna empresa o corporación mandan de viaje a la gente sólo porque sí. Todo tiene un objetivo: asistir a cursos, evaluar grupos de trabajo, visitar proveedores o clientes, resolver asuntos o cerrar cuentas. El hecho de que te envíen a un viaje de trabajo es porque eres importante para la empresa.

VIÁTICOS

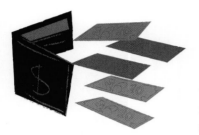

Generalmente los viáticos son para cubrir gastos de alimentación, transporte, papelería, teléfono celular, lavandería. Ten mesura y prudencia. Abstente de incluir bebidas alcohólicas, servicios de spa, *amenities* u objetos de uso personal. Desde antes de viajar pregunta cuál es la cantidad de dinero que te fue asignada para ese viaje y reúne todos los recibos y facturas que justifiquen tus gastos. Prefiere usar la tarjeta de crédito de la empresa. Procura llevar una pequeña cantidad de dinero en efectivo. Si viajas al extranjero, busca una casa de cambio.

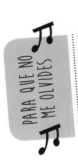

PARA QUE NO ME OLVIDES

Equipo
Lleva todo lo necesario para desempeñarte de manera óptima (herramientas, archivos, videos, material impreso). Es indispensable que no olvides nada.

ROPAJE

Tu guardarropa depende del destino y de las citas o actividades que tengas programadas.

Si viajas con ropa inadecuada causarás un impresión negativa: que la empresa no es tan profesional, que necesitan mejorar su personal o subir los sueldos (eso nunca está de más, es cierto); por ello cuida la calidad de la ropa que lleves. No es necesario que estrenes, (mucho menos si se trata de zapatos), pero lleva combinaciones probadas, que muestren tu personalidad y profesionalismo.

HABITACIÓN

Este comentario está dirigido a las empresas: lo ideal es que, al viajar, cada colaborador cuente con su propia habitación para conservar su intimidad, usos y costumbres personales.

En caso de que te toque compartir habitación, debes llegar a un acuerdo con tu compañero sobre la convivencia durante esos días: negociar espacios (cama, clóset, cajones), servicios (baño, regadera, aire acondicionado, secadora, plancha…) y horarios (para dormir, levantarse, comer).

Si roncas es mejor que se lo digas a tu compañero de cuarto; ninguna sorpresa, por favor.

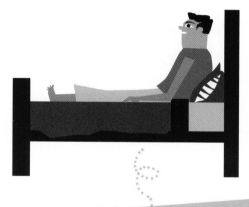

PARA QUE NO ME OLVIDES

¿Escapada?
Quizá quieras conocer el destino, pasear, nadar, asolearte, relajarte, conocer gente… ¡Alto! No vas de vacaciones, esto debe quedar muy claro. Si no está escrito en tu agenda del día, no puedes desaparecerte ni cinco minutos. Puedes llegar a perder tu trabajo si cometes un error de este tipo. Disculpa que sea tan recia, pero te mandaron a trabajar.

Por otro lado, siempre es viable quedarte unos días más (que corren por tu cuenta). Pregunta a tu jefe o al Departamento de Recursos Humanos si es posible tomar unos días de vacaciones para esas fechas.

¡ETIQUETA AL VIAJAR!

- **Con tu jefe:** debes mantener el profesionalismo y respetar la jerarquía. Tienes que ser educado y cordial (pero no servil), dejarlo pasar primero, cederle el asiento, esperar su equipaje, ofrecerle una bebida en el aeropuerto, entablar una conversación, compartir un taxi hacia el hotel.
- **Del sexo opuesto.** Aquí no hay demasiado que explicar, la cordialidad y el respeto permanecen. Toda reunión tendrá que hacerse en lugares públicos. Si alguno de tus compañeros manifiesta conducta inapropiada contigo, aclárala rápido, no la dejes pasar.

VIAJES DE PLACER

Obviamente en estos viajes el comportamiento es más relajado, pero no porque estés de vacaciones debes ser imprudente ni olvidarte de la gente que está a tu alrededor.

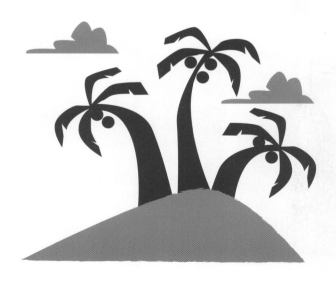

VIAJES EN GRUPO

Si viajas en familia o con amigos, en algunos casos hay discrepancias sobre qué hacer durante las vacaciones. Algunos prefieren el turismo de aventura, otros quieren pasear por pueblos coloniales y sitios arqueológicos, otros quedarse a descansar en el hotel o asolearse en la playa. Para evitar discrepancias pónganse de acuerdo con anterioridad, hagan un itinerario que los convenza a todos (o a la mayoría). Tampoco es forzoso hacer todo juntos, sólo establézcanlo.

Si hay una excursión a la que únicamente quieres ir tú, ve solo, no pasa nada. No fuerces a tus acompañantes a ir a un lugar que no les interesa.

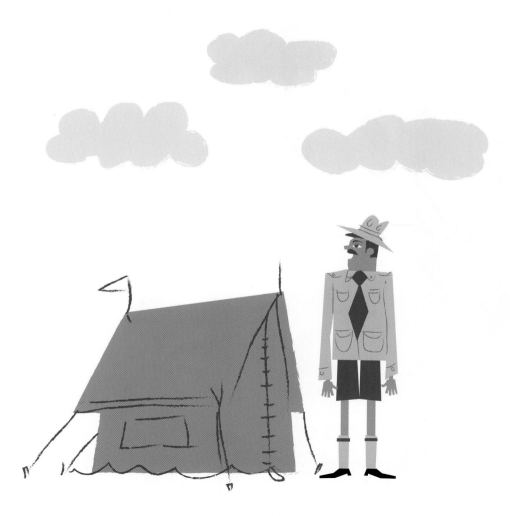

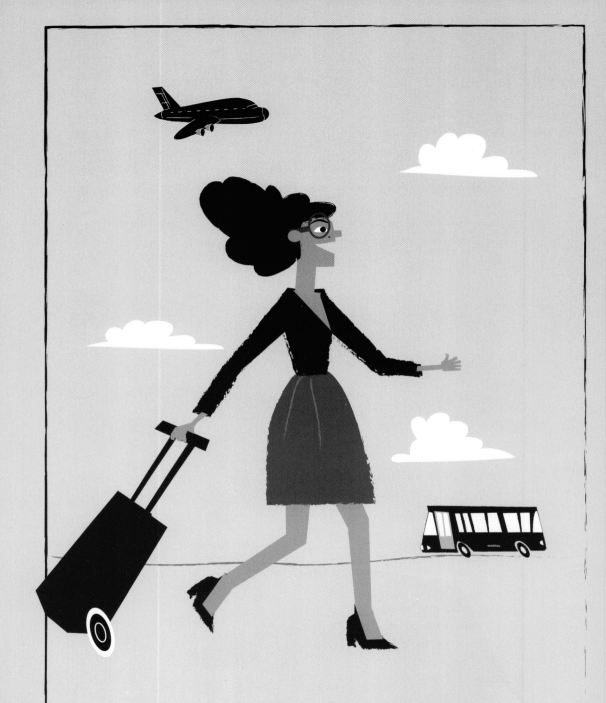

DE MODA Y MODALES

¿CÓMO COMPRAR TU MALETA?

Una maleta es un básico para viajar y debe ser una extensión de tu imagen, por lo que debes hacer una buena inversión, ya que además te permitirá viajar tranquilo, sabiendo que tu ropa y pertenencias llegarán en perfectas condiciones.

Te sugiero ir a tiendas especializadas pues sólo en esos lugares encontrarás la variedad que necesitas.

¿CÓMO ESCOGERLA?

Cerciórate de que todos sus componentes sean cómodos y funcionales y ten en cuenta que una maleta de calidad tendrá un costo más elevado, ¡pero durará muchos años!

Piensa en tres fundamentos básicos:

1. HECHURA

- **Busca materiales** derivados del plástico como el poliéster, polipropileno, aluminio, policarbonato o poliamida. No es necesario ser un conocedor, tócala y siente el grosor de las telas, observa el acabado.
- **Toma en cuenta** el número de compartimentos y el espacio interior. Debe tener bolsas organizadoras y correas internas, así todo lo que guardes llegará en orden.
- **Contempla que la maleta** sea expandible; uno nunca sabe cuándo necesitará un poco más de espacio, ¡ups!
- **Revisa que las costuras** estén reforzadas, abre los cierres y broches. Esto es básico para garantizar la seguridad por dentro y por fuera.
- **Debe ser ligera.** Si tu maleta es pesada, imagínate cuando esté llena…
- **Prueba las ruedas.** Si son multidireccionales deben girar 360 grados para desplazarte mejor… Lobo, ¿estás ahí?
- **Tira de las asas,** éstas deben ser resistentes y cómodas. Más vale que no te lastimes al jalarla o levantarla.
- **Verifica** que no haga ruido, ¡cri, cri!

2. SEGURIDAD. Algunas maletas cuentan con un sistema de seguridad integrado, para evitar que tu equipaje sea sustraído. Verifica que tu maleta sea identificable, que no se confunda fácilmente con las demás.

3. SERVICIO POSVENTA que te otorga la marca. Algunos fabricantes ofrecen garantía, mantenimiento o remplazo (total o de las piezas) en caso de desperfecto.

¿DÓNDE LLEVARLA?

- **Las maletas flexibles** se utilizan para viajes cortos y van en el auto o como equipaje de mano.
- **Las maletas semirígidas** y rígidas se usan para viajes más largos y se colocan en el maletero del autobús o se documentan en la aerolínea.

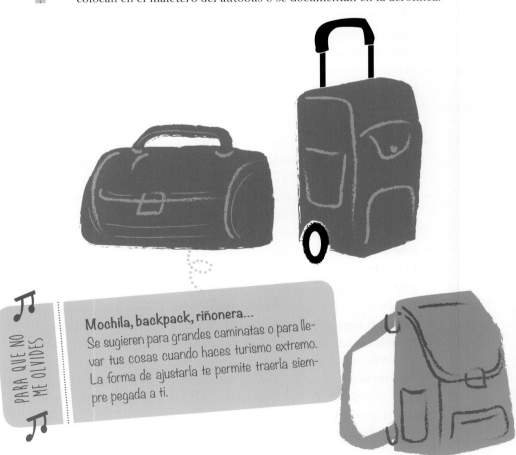

PARA QUE NO ME OLVIDES

Mochila, backpack, riñonera... Se sugieren para grandes caminatas o para llevar tus cosas cuando haces turismo extremo. La forma de ajustarla te permite traerla siempre pegada a ti.

ORGANIZA TU MALETA

Un excelente viaje da inicio cuando te preparas para llegar a tu destino. Por lo tanto, hacer muy bien tu maleta te asegura una estancia cómoda y agradable. Prepararla con prisa puede ocasionar olvidos o llevar ropa que no usarás. ¡Manos a la obra!

A continuación te doy algunos tips:

- **Blusas y camisas:** deben ir completamente abotonadas. Dóblalas con las mangas hacia atrás, esto hará que se arruguen menos del frente, y te ayuda en caso de que, al llegar a tu destino, tengas que cambiarte de inmediato.

- **Faldas:** dóblalas de manera vertical en dos o en tres partes y colócalas en tu maleta; si son muy largas dóblalas también en forma horizontal y listo; procura extenderlas en cuanto llegues.

- **Pantalones:** dóblalos por la costura. Para acomodarlos puedes poner la mitad del pantalón dentro de la maleta y colocar unas cinco o seis piezas y cubrirlas con la otra mitad que quedó fuera; esto evitará que se les marque una línea horizontal a mitad de las piernas.

- **Sacos:** opción *1)* dóblalos al revés sin sacar las mangas, junta hombro con hombro, nuevamente dóblalos a la mitad y a la maleta; opción *2)* abotónalos, cruza las mangas a la altura del pecho, dóblalos por la mitad y listo.

- **Suéteres:** van en la parte superior, así pueden proteger tu ropa, son ¡bien resistentes!

- **Ropa interior:** guárdala en bolsas de tela o en los compartimentos especiales que tienen las maletas. Para guardar tus bras, procura no doblar las copas ya que sólo deformas la prenda; mejor tuerce el puente de manera que puedas colocar una copa dentro de otra.

- **Calcetines:** si llevas saco, introduce tus calcetines en las hombreras, para que el saco se arrugue menos. También los puedes meter en los zapatos.

- **Pijama:** puedes doblarla con el frente hacia atrás o enrollarla y meterla entre las divisiones. Estas prendas también pueden cubrir a las más delicadas.

- **Zapatos:** lo ideal es ponerlos en bolsas individuales, y ya embolsados colócalos en las esquinas, así se protegen con las estructuras de la maleta. Algunos equipajes suelen tener compartimentos especiales, ponlos allí suela con suela, tacón con tacón.

- **Cinturones:** colócalos alrededor de la parte interior de la maleta, ni los verás.
- **Corbatas:** opción *1)* enróllalas y métalas en los huecos; opción *2)* dobla las corbatas por la mitad y colócalas a lo ancho de la maleta; opción *3)* enróllalas alrededor de la parte interior de tu maleta, igual que los cinturones. No tengas miedo a que se arruguen pues, por la tela con la que están hechas, no se les forman arrugas permanentes; al estirarlas quedan muy bien.
- **Accesorios:** métalos en una pequeña bolsa de terciopelo y coloca ésta en los huecos que se forman entre la ropa. Si llevas accesorios finos, ponlos en tu bolsa de mano; no los guardes en la maleta, ¡créeme!
- **Productos de cuidado personal:** consigue un neceser o una bolsa transparente con cierre para guardar tus artículos de aseo personal (puede ser la misma que llevas al club o al gimnasio); también puedes conseguir envases plásticos transparentes para el jabón líquido, perfume, alcohol, champú; así, al abrir tu maleta, serán muy visibles y la revisión será más rápida.

Las bolsas de franela o de tela servirán para guardar zapatos, ropa interior, plancha para la ropa, secadora de cabello, toallas femeninas, etcétera.

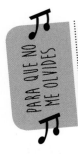

¡Haz sándwich!
Los tejidos y telas más resistentes van en la primera y en la última capa, mientras que la ropa delicada va en medio.

PARA QUE NO ME OLVIDES

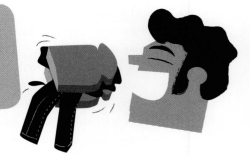

ADEMÁS:

- **Evita guardar** ropa húmeda. Entre el calor y las texturas, tu ropa llegará arrugada y con mal olor.
- **Usa todas las cintas** de seguridad de tu maleta, ¡no dejes suelta tu ropa por el mundo!
- **Si retacas tu maleta** puede dañarse, descoserse, romperse y tu ropa acabará muy (muy) mal.

EN TRÁNSITO

A continuación te daré una breve guía para viajar presentable y cómodo.

Mujer	Hombre
Informal	
Coordinado de mezclilla delgada, elige un corte clásico, de colores sólidos sin deslavados o roturas Una blusa de algodón de cualquier color, excepto blanco, que no te quede muy ajustada y sin escotes Zapatos flat o balerinas (no los uses si vas de trabajo, parecería que vas de descanso)	Cárdigan liso, pantalones de gabardina o mezclilla, camisa de algodón clara: rosa pastel, verde agua, amarillo pastel, ¡deja descansar las camisas blancas! Tenis y mocasines Olvídate de las sandalias de pata de gallo (aún más si tienes alguna infección, ¡fuchi!)
Semiformal / de trabajo	
Vestido tipo túnica (es perfecto para subir, bajar y caminar por todas partes y si te llegas a hinchar por la presión o estrés nadie lo notará) Las botas, botines y zapatos con el tacón *wedge* son perfectos para caminar y conservar un look profesional	Un clásico blazer azul marino, con una playera polo y un pantalón caqui de gabardina Prefere mocasines para caminar cómodo

LOS INDISPENSABLES PARA VIAJAR

Todos los viajes son diferentes, sin embargo hay prendas y accesorios que no puedes olvidar. Estas sugerencias dependerán del lugar, clima y los días de estancia. Mi misión es cuidar tu imagen hasta en estos momentos. ¡Sígueme, 86!

Mujer	Hombre	Accesorios para ambos
Ciudad		
• jeans • playeras • faldas cortas o largas • vestido de noche/coctel • suéter	• jeans • polo • playeras • blazer • suéter	• bandolera • foulard • calcetines • tenis de piel • mocasines • zapatos formales
Campo		
• shorts (si tus piernas son delgadas y firmes, si no es así, opta por falda) • jeans • playeras • sudadera • chamarra • tenis de lona	• pantalón cargo (las bolsas laterales te permitirán llevar desde repelente hasta agua) • bermudas • playeras • sudadera • chamarra o rompevientos	• mochila o backpack • lentes oscuros • gorras o sombrero • tenis de lona o botas de expedición • calcetines • impermeable
Playa		
• playeras • shorts, bermudas o faldas cortas • maxivestido • salida de alberca • minivestido (para ir a una discoteca) • suéter ligero	• shorts para el día • bermudas para salir • playeras • suéter ligero	• lentes oscuros • traje de baño • toallas de natación (se secan rápidamente al exprimirlas) • bolsa de playa o riñonera • monedero colgante resistente al agua • sandalias • tenis de lona

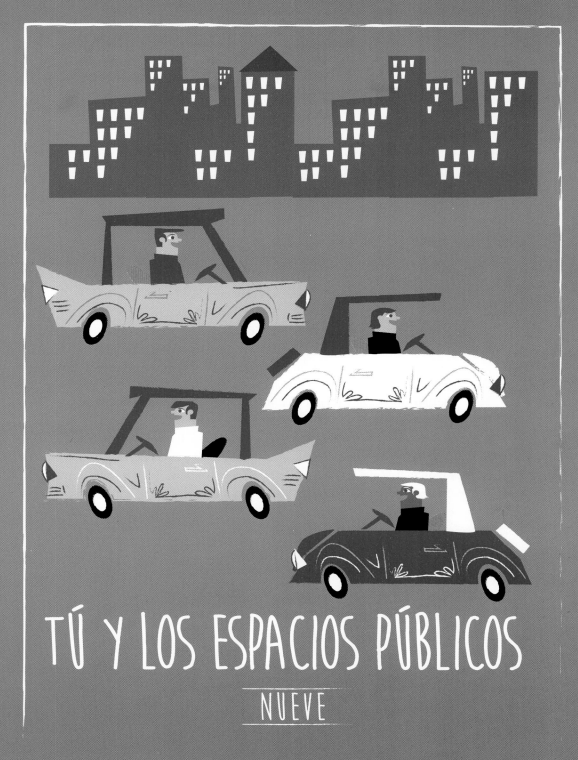

TÚ Y LOS ESPACIOS PÚBLICOS

NUEVE

En una vida tan vertiginosa como la que hoy vivimos, caminar por la calle, acudir a un museo o simplemente tomar un poco de aire en un parque es un privilegio que podemos potenciar si somos educados y amables con las personas con quienes nos encontramos. Sonríe, puede ser una grata experiencia.

AL ANDAR POR LA CALLE

- **Camina con vitalidad** y soltura, haz contacto visual con una ligera sonrisa, muéstrate franco y alegre (uno nunca sabe dónde encontrará a su príncipe o princesa).
- **Cuida el entorno:** las luminarias, las señalizaciones de las calles, los botes de basura, las jardineras y los árboles; todo eso hace que tu ciudad o barrio se vean y se mantengan cada vez mejores.
- **Sigue las indicaciones** para el peatón: cruza por las "cebras" o en las esquinas, utiliza los puentes; no uses los pasos a desnivel, son peligrosos; espera los altos, no le quieras ganar el paso a alguna bicicleta, moto o automóvil; observa bien por dónde caminas, no te distraigas viendo tu celular… ¿cuál es el precio de tu seguridad?
- **Si alguien te pide** una indicación para ubicarse o llegar a algún lugar, ayúdalo dándole indicaciones cortas y claras. Si desconoces el lugar no lo confundas, mejor dile: "Lo siento, no conozco muy bien por aquí".
- **Cede el paso** a personas en edad de oro, con discapacidad y niños. Si es necesario, ayúdalas a cruzar la calle, #PorUnaBuenaAcción

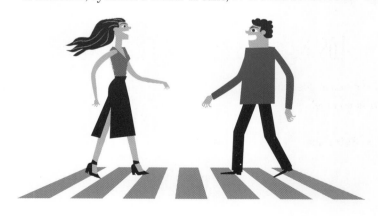

- **Agradece siempre que sea posible,** cuando algún vehículo te cede el paso, cuando alguien te da el asiento…
- **Si traes contigo paquetes** u objetos voluminosos, procura no golpear con ellos a otros transeúntes, ¡con permiso, con permiso! Pide una disculpa si te tropiezas con alguien y hazte responsable si dañas algún objeto en ese traspié.
- **Si llueve,** camina con tu paraguas con precaución, tratando de no golpear a nadie. Si vas acompañado, permite que la persona más alta sea quien lo lleve, será más cómodo. Si traes un paraguas grande puedes compartirlo. Antes de subir a un transporte o entrar a una casa, cierra el paraguas, sacúdelo y coloca su funda protectora para evitar mojar los pisos o a los demás.
- **Ante cualquier emergencia,** brinda ayuda: llama a una ambulancia o a la policía. Cualquier acción mínima es buena en esas circunstancias.

PARA QUE NO ME OLVIDES

Personas con discapacidad
El 15% de la población mundial vive con alguna discapacidad. Por lo tanto, debemos brindar cordialidad, tolerancia y empatía especialmente a estas personas (si estuvieras en una situación así te gustaría que te ayudaran y te respetaran). Si eres padre y tus hijos observan con asombro a alguien con discapacidad, lo correcto es explicarles que esa persona tiene una desventaja física que no le impide realizar su vida: es alguien como tú y yo, así de fácil.

LOS MODISMOS, EXHIBICIONISMO Y MÁS...

Todos los excesos en los espacios públicos suelen verse muy mal, pues generan un ambiente de nerviosismo en el entorno.

- **Evita las locuciones** demasiado afectuosas: "honey", "muñequito", "oso", "solecito de mis ojos". Además de ser muy cursis, hay lugares más apropiados para expresar dulzura. Puedes utilizar otras expresiones más adecuadas y solemnes como "querida", "cariño".

- **Hablar con groserías**, empobrece tu imagen. "Hijo de…", "pedazo de…", "a ver, ca…", ¡no, por favor!
- **Gritar**, discutir con otro individuo y hasta llegar a los golpes es realmente patético, además de que puedes poner en peligro a los demás. Respira, cuenta hasta diez y retírate. Si alguien te agrede o te trata de forma injusta, apóyate en algún elemento de seguridad o denuncia. ¡No más lords ni ladies!

SI TE ENCUENTRAS A ALGÚN CONOCIDO

- **Si llevas prisa** y te encontraste a alguien en la calle, gimnasio, supermercado o en la fila de la comida para llevar… rápidamente explica tu premura: "Qué gusto verte, pero llevo prisa" o un sencillo: "Buen día, nos vemos después", no pasa nada. Lo que sí se nota es hacerte el que no lo viste. Eso es muy desatento.
- **Si quieres quedarte** a platicar, sólo no estorbes el paso de otros transeúntes. Evita escaleras y andenes del transporte colectivo para conversar.

TRANSPORTE PÚBLICO

Es precisamente uno de los lugares donde más cometemos errores, pues la prisa, el espacio, la cantidad de gente son factores que nos estresan y nos ponen a la defensiva, pero esto no es pretexto para ser irrespetuosos o groseros. Si todos nos comportáramos con tolerancia y

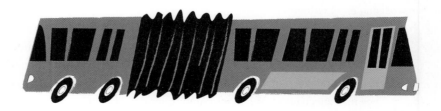

amabilidad nuestros viajes serían mejores. Mi recomendación general es planear bien la ruta y salir con tiempo suficiente, considerando los retrasos. Si haces esto todos los días, el estrés y la prisa serán menores. #ADarle

EN EL METRO, METROBÚS, TROLÉBÚS

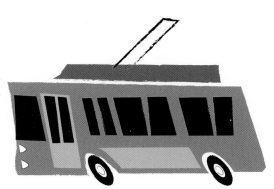

Existen convenciones sociales que poco a poco se establecen con el uso y la costumbre. Las más comunes tienen que ver con el cuidado de las instalaciones: no tirar basura, no maltratar los anuncios, no rayar vidrios o asientos…

- **Respeta las filas** tanto para comprar boletos o recargar saldo o para abordar y subir escaleras. No te acerques demasiado a la gente, deja una distancia prudente, ¡respeta el espacio de los demás! No está establecido en ninguna ley y no solemos hacerlo, pero los ancianos no deberían formarse, deberían pasar al frente de cualquier fila.
- **Al subir escaleras,** mira al frente y mantente erguido. ¡Sube, Pelayo, sube!
- **Al bajar,** mira hacia a los escalones para pisar con seguridad.

PARA QUE NO ME OLVIDES

¡A la derecha!
- Al caminar en andenes, procura no abarcar mucho espacio (¡sigue un carril!) y permite que los demás pasen. Si tu ritmo al andar es lento transita por la derecha, pegado a la pared.
- Las escaleras eléctricas son una ayuda para ancianos y discapacitados, si las utilizas trata de caminar en ellas, te hace bien; si prefieres que la escalera te lleve, repliégate a la derecha para que avancen los que suben caminando.
- Si transitas en sentido contrario al flujo general de peatones, nuevamente repliégate a la derecha.

- **Acomódate a lo ancho** del andén, procura no entorpecer el paso de otras personas que también desean abordar.
- **Al esperar el transporte** no te asomes a las vías, no rebases las líneas de seguridad. Es por tu bien.
- **Respeta las áreas exclusivas** para mujeres. Es una lástima que no podamos viajar hombres y mujeres juntos, pero tristemente se han registrado incidentes de acoso y violencia sexual que nos han orillado a tomar estas medidas.
- **Antes de entrar,** colócate a las orillas de las puertas, una vez que todos hayan bajado, puedes subir.

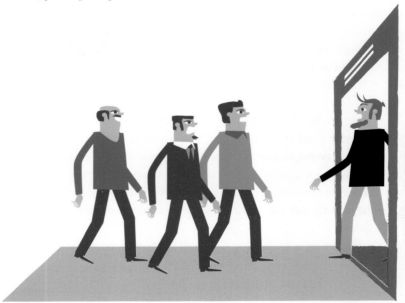

- **Si no alcanzas asiento,** sitúate en los pasillos. No te quedes en la entrada, eso entorpece el acceso y salida de otros usuarios, ¡no seas necio, quítate de la puerta!
- **Cede el asiento,** no importa si éste no está marcado como reservado. Les hablo a hombres y mujeres. Sí, también nosotras debemos dar el lugar a discapacitados, adultos en edad de oro, mujeres embarazadas o con bebés y a personas que luzcan muy cansadas o enfermas. ¡Todos podemos tener un mal día!

  Hombres, acepten el asiento, es una cordialidad, no una ofensa a su masculinidad.

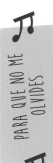
Igualdad

Es válido que los hombres se sienten y las mujeres no. ¿Motivo? Vienen de una larga jornada laboral, trabajaron de noche, se encargan ellos solos de sostener a una familia, su trabajo implica un gran esfuerzo físico, tienen una lesión, algo les duele. No conocemos la situación, así que si no te ceden el lugar, no les hagas caras.

- **Pon atención en tus hijos,** dales la mano al caminar, vigila que no metan las manos en las puertas, ¡ha pasado!, y sobre todo cuida que respeten a los demás usuarios.
- **No te sientes** en el piso. Te da un mal aspecto, puedes ensuciar tu ropa ¡y estorbas el paso!
- **Si llevas mochilas** o bolsos, colócalos a tu costado o frente a ti. Intenta pasar sin golpear a la gente con ellos. Procura no subir con grandes bultos en horas pico; tú y los demás pasajeros la pasarán muy mal.
- **Prevé tu descenso,** acércate a tiempo a las puertas. Evita salir de manera atropellada, empujando a los demás.
- **Habla fuerte y claro.** Si quieres pasar, dilo claramente, en un tono audible, no susurres ni empujes: "Con permiso, por favor", "¿Bajas en la siguiente estación?". No olvides decir "gracias".
- **No utilices los ascensores,** se ve muy mal que uses estos servicios si no los necesitas. No seas flojo.
- **Evita llevar carriolas o cochecitos en el metro,** por la cantidad de escaleras no es seguro.

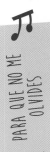
Auto sardina

A veces, por la cantidad de gente que aborda el transporte público, vamos muy apretados y puede haber empujones involuntarios. Mantén la calma, nadie se subió con ganas de pelear o de hacerte la vida imposible.
Todo se soluciona con frases tan simples como: "Disculpa, no fue mi intención", "Perdóname, también me empujaron".

¡TAXI, TAXI!

Utilizamos los taxis para viajar de manera más cómoda, rápida (si el tráfico lo permite) y privada.

- **Al subir,** verifica el tarjetón del chofer, por seguridad. También revisa la tarifa que el taxímetro marca; si estás en desacuerdo, no lo abordes.
- **Saluda** con un "buenos días", e inmediatamente indica tu destino y la ruta (el chofer también puede proponerte alternativas, pero tú decides). Si no sabes cómo llegar y el chofer tampoco, ni hablar, debes bajarte y buscar otro taxi.
- **Si quieres que el conductor** abra o cierre las ventanillas o apague el radio, pídelo de manera cortés.
- **Si te incomoda** la forma en que maneja, si va hablando por celular, si es grosero con los peatones u otros automovilistas, pide la bajada y paga. Después puedes quejarte en el sitio, base, corporativo, aplicación…
- **Si encontraste algún objeto** olvidado, avisa al conductor o devuélvelo tú mismo.
- **Evita ensuciar** el vehículo; si lo hiciste por accidente, avisa al conductor.
- **Platicar con el chofer** es un gesto amable, pero como se trata de un desconocido debes ser muy banal en los temas que tocas: el clima, el tráfico, la ciudad… También es válido ir en silencio, leyendo o disfrutando el camino.

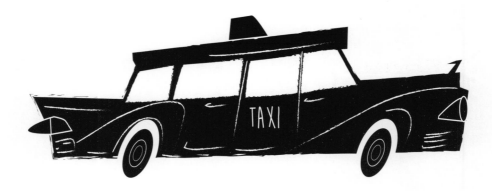

EN AUTOMÓVIL

Ya sean de origen alemán, francés o japonés, los automóviles son una herramienta básica para trasladarnos a diferentes lugares. Y para quienes habitamos en alguna metrópolis, pasar horas en nuestro auto es cotidiano, de aquí la importancia de un buen comportamiento.

- **Mantén al día tu licencia,** verificación y tenencia para poder circular.
- **Respeta el reglamento de tránsito** y los límites de velocidad.
- **Estaciónate en lugares permitidos,** y paga el parquímetro (no sea que te lleve la grúa o te inmovilicen).
- **Nunca ocupes los lugares de discapacitados** (aunque no haya otros sitios disponibles).
- **No invadas carriles** de transporte público o ciclovías (es una verdadera bestialidad, además de que puedes ser acreedor a fuertes sanciones y multas).
- **Marca tus movimientos** de carril con las luces. No hagas desplazamientos repentinos que puedan causar un choque. Si te incorporas a un carril de alta velocidad o a una avenida principal, toma en cuenta que tienen preferencia los autos que ya transitan por ese flujo vehicular.

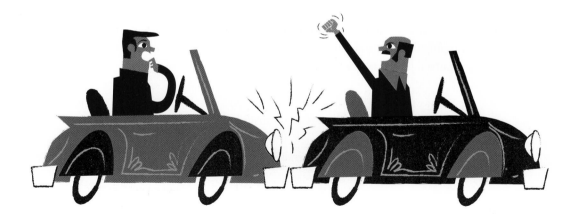

- **Recuerda que ya no hay vueltas continuas.** Baja la velocidad o detente: los peatones tienen prioridad, luego los ciclistas y al final los autos.
- **Evita tocar el claxon.** Es un verdadero horror escuchar la histeria de las personas desesperadas que creen que el tráfico desaparecerá si

tocan con insistencia. El ruido que generas es como un grito, ¡no a la contaminación auditiva!

- **Evita fumar en el auto,** ya está penalizado en muchas ciudades por el reglamento de tránsito.
- **Nunca hagas fiesta en tu coche,** llevar la música a todo volumen es un símbolo de prepotencia o inseguridad…

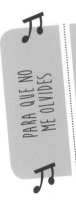

La calle es de todos

Actualmente es difícil encontrar lugar para estacionarse, incluso en centros comerciales. Toma en cuenta que el franeleo es ilegal, nadie debe cobrarte por dejarte estacionar el auto en un espacio público.

También hay quienes colocan vallas, tabiques o macetones afuera de su casa para reservar el sitio o para impedir que alguien se estacione allí. Esto no es lo correcto, la calle no es parte de la propiedad privada.

VEHÍCULO DE TRABAJO

Si tu empresa te proporciona un vehículo como herramienta de trabajo, considera que sin él no podrías cumplir tus objetivos, así que cuídalo, mantenlo limpio y maneja con suma precaución. Tu reputación y la de tu empresa están en juego.

- **Si notas que tiene algún fallo,** repórtalo inmediatamente, no te arriesgues ni comprometas la seguridad de tus compañeros o de las mercancías.
- **Guárdalo** en los lugares de encierro, a las horas adecuadas.

COMO PRESTACIÓN

Por otro lado, puede ser que la empresa te dé un automóvil para uso personal, a fin de facilitar tu transportación o hacer viajes cortos (visitar clientes, llevar algunos productos). Esta prestación suele responder a tu jerarquía. En algunos casos la empresa adquiere un lote de autos que, al cabo de cierto tiempo, vende a bajo costo a sus propios empleados. Así que cuida mucho ese vehículo, no lo utilices fuera de la jornada laboral, salvo en ocasiones especiales o emergencias. Cuando sea tuyo podrás darle el uso que quieras.

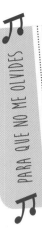

Manejar con galantería

Abrir la portezuela es un acto de atención a tu acompañante. Si eres hombre y es la primera vez que sales con una chica, avísale que tú acostumbras abrirle la puerta a las mujeres, y pregúntale si le parece bien; si es así, hazlo como una costumbre; si no… pues ni modo.

Si eres mujer, ábrele la puerta a una amiga, personas en edad de oro, un hombre (colega, familiar, amigo, novio, esposo) que esté usando muletas o tenga alguna incapacidad física.

AUTOMÓVIL FAMILIAR

Incluso entre la familia hay que establecer ciertas normas para compartir el coche, evitar disgustos y utilizarlo de forma armónica.

Determinen quién y cuándo lo usarán. También deben acordar cómo repartirse los gastos de llantas, gasolina, verificación, tenencia, seguro, pensión, autolavado, taller mecánico…

OTROS LUGARES "DE PASO"

Ascensor. Los espacios pequeños siempre serán retos: demasiada gente desconocida cerca de ti, mirándote. Además, casi todos los elevadores tienen cámaras ocultas…

Pero no te asustes, ¡sígueme, *follow the leader, leader!*

- **Saluda al entrar.** Una simple sonrisa y un "buenos días" bastarán.
- **Si hay espacio,** evita dar la espalda a otra persona.
- **Elude las miradas** directas o intensas.
- **No obstruyas la salida,** respeta el tiempo de los demás.
- **Si vas a colocarte** junto a los botones, pregunta a qué piso van quienes suben.
- **Si estás acompañado,** habla en corto, no alces la voz.
- **Al salir,** sólo di: "Hasta luego", ¡tantán!

Salas de espera. En general hay dos tipos de salas: *a*) públicas: son espacios grandes que reciben gente constantemente se ubican en aeropuertos, estaciones de trenes, terminales de autobuses y hospitales públicos; *b*) privadas, se encuentran en salones de belleza, spas, consultorios médicos privados, restaurantes...

Lo ideal es estar en silencio y ser respetuosos con los espacios. Utiliza las sillas para sentarte y no para colocar artículos personales (bolsas, abrigos, compras y hasta maletas), permite que los demás tomen asiento. Puedes distraerte viendo revistas (no las hojees mojándote los dedos con saliva, ¡iagh!), la televisión (si la hay), tu celular o puedes conversar con alguna persona que también aguarda. Nada te cuesta brindar una pequeña sonrisa o contestar alguna pregunta, no hagas sentir a la gente invisible; aunque no la conozcas, considera que muchas veces puedes necesitar apoyo de un desconocido en una emergencia, un temblor, un robo o cualquier otra situación. Ser cordiales y consecuentes con los demás nos puede generar aliados.

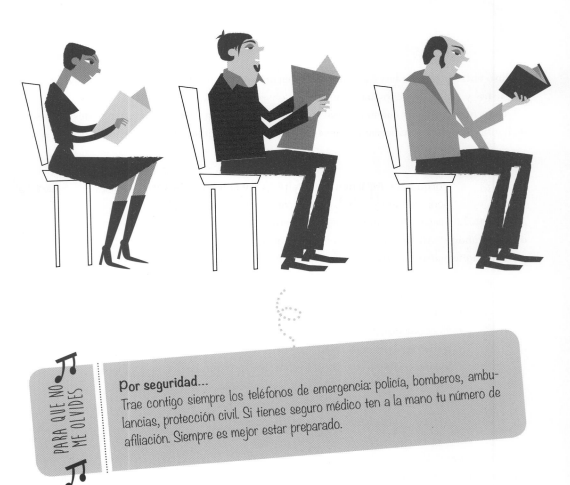

RECINTOS PÚBLICOS
Y LUGARES PARA DIVERTIRSE

Existen muchas opciones para divertirnos y relajarnos; sin embargo, ¿qué sucede en eventos como exposiciones, presentaciones de libros o el cine?, ¿cómo debemos comportarnos de forma apropiada?

EXPOSICIÓN DE ARTE O MUSEO

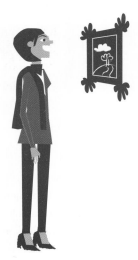

- **En estos casos** uno sólo debe mirar, a menos que el autor te pida interactuar o te permita tocar sus obras; en esos casos, hazlo si lo deseas.
- **Debes respetar** el trabajo del artista o de la colección. En ocasiones, los museos poseen obras y objetos muy valiosos y antiquísimos, que deben ser preservados.
- **En general, las exposiciones** se disfrutan en silencio, porque la percepción es muy propia y subjetiva. Si vas acompañado y quieres hacer comentarios sobre la obra, la curaduría o la museografía habla en voz muy baja (o espera a salir).
- **En los lugares donde te permitan usar cámara** evita el flash, ¡sin ningún pretexto!
- **Admira o critica el trabajo que observas** sin exageraciones (los museos suelen dejar bitácoras donde la gente deja por escrito sus comentarios, los cuales les son entregados al director del museo, al curador o al artista. Si escribes algo procura ser breve y conciso).
- **Si te encuentras en una exposición muy concurrida,** sé breve, admira y avanza; hay más gente que quiere ver la obra.

Para vestir: el arte siempre estará unido a la creatividad, por lo tanto, lleva una prenda vanguardista o divertida, de algún color de moda; ya sea una corbata, tirantes, zapatos bicolor o un sombrero (amo este accesorio). Lleva zapatos confortables que te permitan recorrer las salas de exposición con comodidad. Aunque puedes ponerte a tono con una exposición, la intención no es competir con la obra ni con el autor; viste para admirar, no para ser admirado.

PRESENTACIÓN DE UN LIBRO O CONFERENCIA

Se trata de un acto en el que varios especialistas y autores hablan sobre alguna nueva publicación, abordan un tema de investigación o de actualidad. En algunos casos ofrecen bebidas espirituosas, mejor conocidas como "vino de honor", y se puede charlar con los editores y autores al finalizar la sesión.

También suele haber mesas de firmas de autógrafos y venta de libros.

- **Si recibes una invitación personal,** lo ideal es confirmar tu asistencia, aunque, en general, son sesiones abiertas al público.
- **Es muy importante llegar temprano** para escuchar con atención a todos los participantes; eso demuestra respeto e interés por la obra. Además, muchas veces, los presentadores o conferencistas son líderes de opinión que tienen una agenda muy apretada y no pueden empezar tarde.
- **No interrumpir.** Suele haber sesiones de preguntas y respuestas al final, en ese momento podrás hacer cuestionamientos (que sean pertinentes al tema, a la obra o al autor, por favor).

EL MUY FRECUENTE COFFEE BREAK, ¡UFF, CAFÉ!

Si estás en un curso o serie de conferencias, hay intermedios cortos para que los asistentes se relajen unos minutos, conversen y tomen algún alimento.

Evita acaparar las galletas de chocolate (ok, me proyecté), sólo toma un par y deja que los demás se acerquen. Mejor aprovecha el momento para entregar y recibir tarjetas y hacer contacto: "Te conocí en la conferencia de la semana pasada…", "Cuando quieras podemos reunirnos y planear alguna colaboración o proyecto".

No excedas el tiempo que les dieron ni dejes esperando a tu instructor o comentarista; se siente horrible estar en una sala de juntas vacía. ¡Sí, lo sé por experiencia!

Para vestir: estos eventos suelen ser por la tarde o la noche, lo cual te permite utilizar tonalidades oscuras; si la presentación se realiza por la mañana lleva el guardarropa formal que usas para tu día laboral.

Como accesorios, las mujeres pueden llevar un bolso tipo sobre o *clutch*, y los hombres una bella corbata o un pañuelo (nunca ambos al mismo tiempo). Si la presentación es el fin de semana, viste informal, pero siempre pulcro.

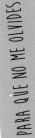

PARA QUE NO ME OLVIDES

Pautas de color

En ocasiones el tema de la exposición, conferencia o presentación determina qué colores utilizar o cuáles evitar.

- **Ecología:** utiliza tonos presentes en la naturaleza: verdes, cafés y azules; ponerte a tono con la biosfera te hará lucir sensacional. Evita llevar plumas o pieles.
- **Derechos humanos:** el blanco es el color fundamental de la paz y la tranquilidad, apto para estos eventos.
- **Política:** viste colores como gris, azul marino y beige. Los tonos neutrales y sutiles serán los ideales; aquí la mejor provocación serán tus comentarios.
- **Violencia:** evita llevar prendas de color rojo. Por desgracia este color también tiene una connotación violenta o agresiva. En este caso lo importante es hacer conciencia y no poner nerviosa a la gente.

CONCIERTOS, RECITALES Y MÁS

El tamaño del evento y el tipo de música determinan tu comportamiento y también tu vestuario.

- **Pequeños:** se realizan en lugares cerrados o íntimos como casas de cultura, cafés, bares, restaurantes.

- **Masivos:** se celebran en espacios tanto cerrados como abiertos: salones de baile, salas de conciertos, foros y estadios (en algunos hay asientos, y en otros estarás de pie).
- **Formal/serio:** música clásica, tango, jazz, blues. Aquí vas a apreciar la música y la ejecución. Estos eventos tienen un programa al que los músicos se rigen.
- **Informal/relajado:** rock, folk, tropical, banda. Acá vas a divertirte con amigos, a bailar y cantar: "¡Querida, dime cuándo tú… dime cuándo tú…!"

CUANDO VAYAS A UN CONCIERTO:

- **Evita la reventa,** es una práctica ilegal; además los boletos pueden ser falsos. Si no lograste comprar a tiempo, ni modo…
- **Si hay asientos numerados,** ocupa solamente tu lugar. Si alguien está sentado en él o hay boletos repetidos, evita discutir con el otro asistente, ve directamente con los acomodadores y expón la situación.
- **Aplaude.** Es una señal de respeto y admiración que indica que aprecias el trabajo del artista.
- **Por favor, no seas el típico que interrumpe** a los músicos haciéndose el gracioso o siendo grosero. Si no te gusta lo que ves, ni modo, salte.
- **Cuando un artista está en el escenario** y se dirige al público, no lo interrumpas gritando: "Te amo, Joan Manuel". Rompes el momento.

PARA QUE NO ME OLVIDES

¡Pásala bien!
Hay momentos en los que no es mal visto gritar o hacer bromas, sobre todo en conciertos masivos porque el ambiente en general es relajado, los artistas están a una distancia considerable y porque los asistentes no se conocen entre sí. ¡Diviértete!, nadie te va a criticar por gritarle a Luismirrey.

CINE

- **Si buscas tu asiento,** pide el paso de manera amable, sin manifestar agresividad en tu voz.
- **Evita reírte** de manera estruendosa, narrar las escenas o hacer demasiados comentarios, deja que los demás disfruten.
- **Apaga tu celular,** es muy molesto tener que soportar las conversaciones telefónicas, el brillo de las pantallas o los sonidos de quienes responden los mensajes. Si no te interesa la película, no vayas.
- **Si llevas niños o bebés** ve a las películas aptas para ellos y prefiere los horarios diurnos o vespertinos. Es terrible entrar a una función de la noche y soportar llantos o berrinches, y peor si los padres inconscientes no abandonan la sala a pesar de ello. Si te llega a ocurrir puedes salir y pedir devolución en la gerencia, explicando la situación.
- **Si compras unas palomitas** o comes algo dentro del cine, trata de hacer el menor ruido posible y no dejar un basurero a tu alrededor.

GIMNASIO, CLUB DEPORTIVO

Éstos también son espacios de esparcimiento a los que acudimos para ejercitarnos o distraernos de nuestras actividades cotidianas. A continuación, te doy algunas pautas de comportamiento.

- **A todos nos gusta tener espacio** suficiente para poder movernos a gusto, por eso es importante que tomes una distancia muy prudente al ejercitarte para no chocar con quienes también están entrenando.
- **En la mayoría de los gimnasios** debemos compartir los aparatos con otros usuarios; por lo tanto, nunca olvides pedirlos de manera rápida y sutil. ¡Por favor y gracias! No presiones, no te pares frente a los demás en actitud de desesperación; mejor diles que te avisen cuando terminen. Mientras, ejercítate en otro aparato.

Horas pico

Algunos gimnasios establecen que, en horarios muy saturados, los usuarios sólo deben usar los aparatos treinta minutos como máximo. Respeta esos tiempos, incluso si no lo exigen, sé consciente. Tampoco te excedas en el tiempo de uso de las regaderas, hay otras personas que requieren utilizarlas. Pero, además, ¡cuida el agua!

Si otras personas acaparan los aparatos o las instalaciones, coméntalo con el gerente o los entrenadores. Ellos deben estar atentos a la dinámica y necesidades de los clientes.

- **Si terminaste de usar las pesas,** déjalas en su lugar; si acabaste tu rutina en algún aparato, déjalo limpio; las toallas de mano sirven para secarte el exceso de sudor y así no ensuciar los aparatos.

- **Evita dejar mochilas,** botellas de agua y toallas de mano en el piso, alguien puede tropezarse y caer; tampoco cuelgues las mochilas en los aparatos. La mayoría de los gimnasios suelen tener casilleros para guardar tus cosas.

- **Esfuérzate,** pero procura no gritar. Es natural que respires más fuerte o emitas algún quejido por el esfuerzo o el peso de tu entrenamiento. Lo que sí es imperdonable es que exageres, ni Rocky lo hacía; por lo tanto, ¡respira y una más!

- **Hay mucha gente a la que no le gusta hablar** mientras se ejercita, déjala seguir con su entrenamiento o haz comentarios breves.

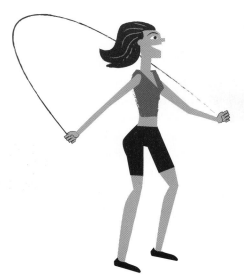

El coqueteo

Los gimnasios son lugares en los que comúnmente la gente se mira y coquetea...
Sin embargo, hay algunas personas a las que no les interesa mirar ni ser mirados,
sólo van a ejercitarse, así que respétalas.

Es muy desagradable que los instructores se acerquen exageradamente a las
chicas con el pretexto de entrenarlas o ayudarlas a hacer su rutina. Mantén una
distancia prudente, no dejes que se dé una situación incómoda.

También es muy mal visto que las chicas pidan demasiada atención de los entrenadores o que caminen contoneándose para ser vistas por los demás usuarios...
Si realmente te gusta alguien, invítalo a conocerse o platicar en la cafetería o en
otro lugar, fuera del gimnasio. Además, pueden ir bañados y arregladitos.

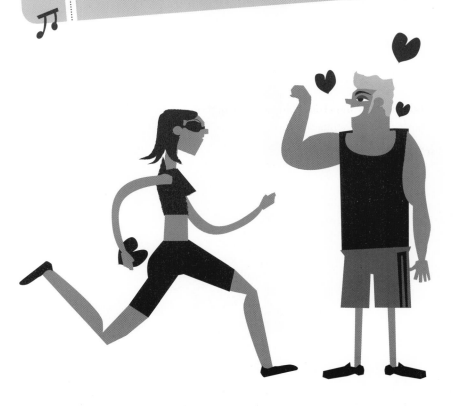

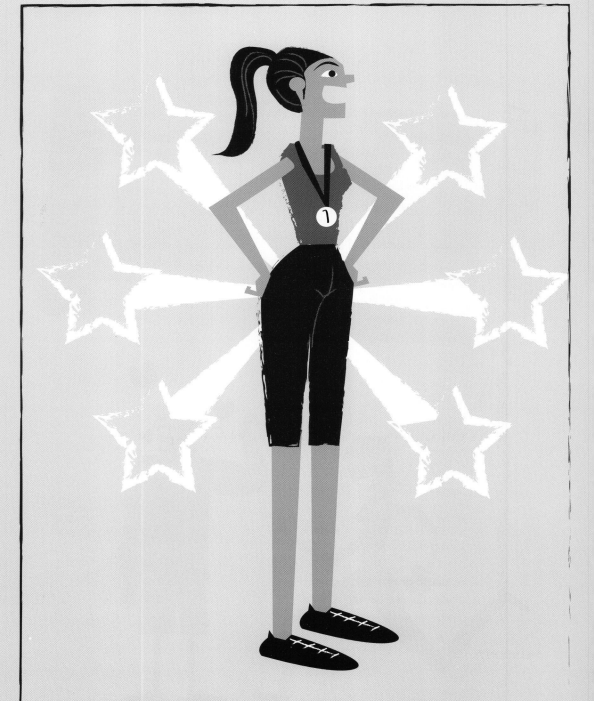

DE MODA Y MODALES

ROPA DEPORTIVA

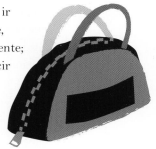

Es falsa la premisa de "para qué arreglarme si voy a sudar". Debes ir limpio: toma una ducha rápida, lávate los dientes, ponte desodorante, péinate (usa un poco de gel o recógete el cabello) y viste adecuadamente; no te pongas la ropa más fea, decolorada o roída, eso sólo te hace lucir descuidado.

Hoy en día existe gran variedad de ropa deportiva con diseños creativos, prácticos y que te permiten estar cómodo al realizar cualquier tipo de ejercicio.

MUJERES:

- **Utiliza brasieres** especiales para deportes, tienen un mejor soporte y protegen tu espalda.
- **Elige ropa actual:** yo te he dicho que la moda es cíclica, pero usar calentadores, mallas y leotardos en el gimnasio es demasiado retro. Hoy lo ideal es vestir con ropa sencilla, hecha de telas inteligentes que se adaptan a tu cuerpo, y ventilan y cuidan tu piel.
- **Utiliza ropa ajustada u ombligueras,** sólo si tu cuerpo está firme y en perfecta forma; si no, este tipo de ropa no es para ti.
- **Si practicas natación** prefiere los trajes de baño completos, sin escote.
- **En las albercas** o en las regaderas siempre utiliza sandalias de baño. Son indispensables para evitar infecciones de la piel y uñas.
- **Evita el maquillaje** para hacer ejercicio; además de correrse, tapa los poros, dificultando que la piel respire, por lo que puede provocarte granitos e imperfecciones.
- **Todas las marcas deportivas** tienen bolsos especiales para llevar tu equipo. Llevar bolsos formales o de marca es un exceso.

HOMBRES

- **Usa ropa de tu talla.** Puedes vestirte con ropa entallada si estás delgado o musculoso; si no, opta por playeras un poco holgadas.

- **Utiliza camisetas especiales** para hacer ejercicio, no deben ser las mismas que usas como ropa interior.
- **Si usas shorts,** procura que no sean demasiado cortos y ponte unas licras debajo. No utilices bermudas, ésas son para la playa.
- **Utiliza pants con poco contenido plástico** o de corte recto, para que no se adhieran a tu cuerpo.
- **Elige trajes de baño** de pierna larga o de cuerpo completo para entrenar muy a gusto.

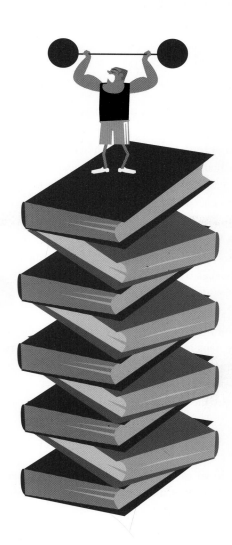

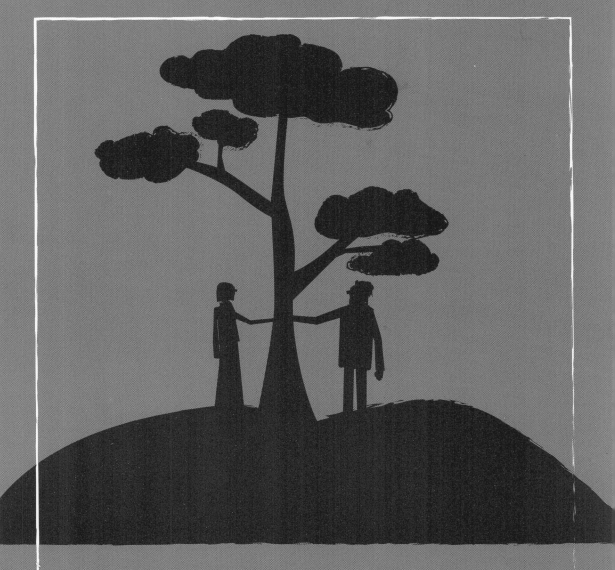

MOMENTOS DIFÍCILES

DIEZ

Éste es un tema difícil, que no nos gustaría tocar, sin embargo es parte de la vida y es importante afrontarlo y apoyar a quienes pasan por una situación tan compleja.

PERDER A UN SER QUERIDO

Nadie está listo para despedir a algún familiar, amigo o conocido, pero hay momentos que debemos sobrellevar de la mejor manera. Prepárate un café, toma aire y ¡vamos!, que la vida sigue.

Mi primera recomendación es que si no estás en condiciones para hacerte cargo de la organización o realizar trámites, busques a una persona que te ayude: un amigo cercano, un colaborador o un vocero, que puede ayudarte a enfrentar este difícil momento, ¡fuerza!

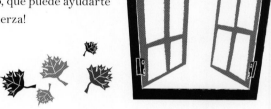

LAS SIEMPRE RÁPIDAS
MALAS NOTICIAS...

Date un minuto para pensar cómo decirlo, de manera ecuánime y respetuosa, para no sorprender demasiado. Escríbelo y dilo en voz alta un par de veces.

Avisa sólo a quienes sí conocían al difunto. El orden depende de la cercanía. También debes notificar a las personas de su trabajo, gremio o socios de negocios. Si la empresa en la que laboraba el fallecido cuenta con servicios funerarios, seguro o ayuda legal para la familia, se le debe de contactar manera pronta.

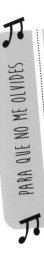

Sensatez

Ten en cuenta que todos somos diferentes y reaccionamos de distinta manera. Hay a quienes les gusta ir al grano, otros prefieren un poco de tacto ante noticias inesperadas. Considera que no es lo mismo avisarle a un familiar, a un amigo muy lejano, o a un compañero de trabajo del difunto. También son importantes la salud, la susceptibilidad y la edad de la persona. Sé cauto, a algunos la noticia les puede afectar gravemente.

Es inoportuno inquirir sobre el deceso durante el velorio, y peor aún con el cuerpo presente. Deja que los deudos den la información que deseen.

ESQUELAS

Es una tarjeta impresa que indica el nombre del fallecido, fecha, hora y lugar del velorio. En caso de no desear flores, márcalo en la esquela o da un aviso formal.

Si redactas una esquela o un mensaje de condolencias, por favor, revisa la ortografía, ¡no cometas un error!

REDES SOCIALES

Puedes utilizar las redes sociales para informar a familiares y amigos de un deceso, pero sólo si se trata de un familiar tuyo y si el resto de la familia lo considera adecuado. Escribe un mensaje breve, discreto y solemne. No necesitas dar muchas explicaciones.

Evita	Mejor
¿Qué crees?	Recuerdas a... perdió la vida.
Se acaba de morir...	Tengo una mala noticia, acaba de fallecer...
¿Quién crees que se murió?	Me enteré del fallecimiento de...

VELATORIO

Debemos despedir a un familiar o amigo con respeto, solemnidad y cariño. Sigue estas recomendaciones:

FLORES

Puedes llevar flores. Si decides hacerlo, procura que sean sobrias, blancas (o de colores muy claros) y naturales.

Es un buen gesto que la empresa o compañeros de trabajo envíen un arreglo floral o algún detalle a la familia.

EL PÉSAME

Es difícil decir algo reconfortante o atinado en momentos así; sin embargo, da tu pésame de manera natural y clara.

- **Es un momento difícil,** pero estoy contigo.
- **Lamento** mucho tu pérdida.
- **Recibe** mis más profundas condolencias.
- **Comparto** tu dolor.
- **Tienes todo** mi apoyo, cuenta conmigo.
- **Mis oraciones** están contigo y con tu familia.
- **Lo siento mucho,** de verdad.
- **Aquí estoy** para acompañarte y apoyarte en lo que necesites.
- **Ojalá que la familia** encuentre pronto consuelo.
- **Lo recuerdo** con afecto y cariño.

El **silencio** es una gran herramienta para demostrar consideración y serenidad y entereza. Habla de forma suave y calmada, olvídate de las risas, de malas palabras o rencillas en un momento así.

Reconforta a los deudos, ofréceles agua, café, té o algún alimento, hasta puedes hacer pequeños favores (atender a sus mascotas, ir a realizar el pago de algún servicio). Éstos son detalles inolvidables y muy útiles.

Tu **estancia debe ser breve**, pero no demasiado; utiliza tu criterio. En general, los familiares deben quedarse y los conocidos deben retirarse pronto. Con una inclinación y una leve sonrisa es suficiente para despedirte de los familiares y amigos del difunto.

Jamás tomes fotografías o video en un evento de esta naturaleza; éste es un acto de suma privacidad.

CEREMONIA LUCTUOSA

Acudir a una ceremonia religiosa es un acto de solemnidad y solidaridad con los deudos. Cada uno de los asistentes debe tomar un lugar en el recinto por parentesco y cercanía al difunto.

Primera fila: padres, pareja, hijos, hermanos.
Segunda fila: nietos, primos, yernos, amigos cercanos.
Tercera fila: amigos y compañeros (de trabajo, escuela o actividades recreativas).
Cuarta fila: familiares lejanos y conocidos.

Si la familia decidió recibir las condolencias en la iglesia, al terminar la misa se colocará en la puerta y la gente podrá acercarse a ella.

También suelen hacerse ceremonias religiosas al mes del fallecimiento y cada aniversario luctuoso.

TRADICIONES

En algunas comunidades y pueblos de México, la tradición es llevar el féretro en hombros de la iglesia al panteón. El ataúd lo cargan los hombres, que deben ser familiares directos, amigos cercanos o personas muy respetadas del pueblo. El resto de los parientes y las mujeres van detrás, en cortejo, acompañando con velas encendidas, flores, rezos y cantos.

EL ENTIERRO

Este momento es uno de los más fuertes para la familia, por lo que sólo la gente muy cercana debe acudir. Si eres familiar cercano y prefieres no acudir, no vayas; éste suele ser un momento devastador.

LA INCINERACIÓN

En caso de que se opte por incineración, sólo asiste la familia directa.

Si no te fue posible acompañar a la familia en ese momento, ve dos o tres días después y da tus condolencias personalmente. Si vives en otra ciudad, da tu pésame por teléfono y, cuando puedas, visita a la familia del fallecido.

EL COLOR DEL LUTO

El negro representa tristeza, misterio, oscuridad, infinito, pérdida. Desde hace siglos se utiliza ese color para indicar que una persona está en duelo y no participa en festejos. Es un código no verbal de la sociedad.

TIEMPO DE DUELO

Hay lugares en el mundo donde el luto se lleva toda la vida, aunque en la mayoría de los casos no es tan rígido, sino más bien es una decisión personal; cada quien elige el tiempo que necesita para sanar.

CÓDIGO DE VESTIMENTA

La etiqueta señala que debemos vestirnos de negro. Aunque, por la premura y lo confuso de las circunstancias, a veces la gente no tiene oportunidad de cambiarse de ropa. Sin embargo, la discreción debe ser la regla básica. Viste de manera cómoda, recatada y sobria.

- **Luto:** totalmente de negro.
- **Medio luto:** alguna prenda negra y otros tonos oscuros: café, azul marino, gris.
- **Algunas personas prefieren** vestir de blanco, debido a sus creencias espirituales. Pregunta el código o si llegas de negro, no te preocupes, ellos entenderán.

MUJERES

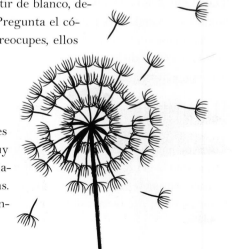

- **Olvídate de los excesos:** no uses escotes, ropa ajustada, faldas muy cortas, tacones altos, accesorios llamativos, lentejuelas, pieles o plumas.
- **Si llevas sombrero,** quítatelo dentro del salón o recinto.

- **Prescinde de utilizar playeras,** sudaderas o chamarras con logos o nombres de equipos deportivos, a menos que el difunto haya sido un deportista o fanático.
- **Puedes usar un suéter o cárdigan,** en vez de saco. Si te pones corbata, utiliza una negra.
- **Vestir una camisa oscura en un clima** cálido es suficiente, no lleves saco, sufrirás mucho calor.

EL DECESO EN PARALELO A TU FIESTA

La muerte es algo inevitable, suele llegar de manera sorpresiva y tiene consecuencias económicas y hasta morales… pero nadie puede dejar de hacer su vida, a pesar de estas circunstancias tan desafortunadas. Entonces, ¿qué hacemos si tenemos una celebración en puerta?

La recomendación más tradicional del comportamiento social dice que suspendas cualquier reunión o festejo para familiares o allegados al difunto.

Pero, en ocasiones, la planeación de un evento lleva meses de anticipación y mucho dinero (ya realizaste algunos pagos y reservaste ciertas fechas). En un caso así, intenta negociar con tus proveedores; si les explicas la situación, podrás cambiarlo de fecha sin ninguna penalización. Estoy segura de que ellos comprenderán, no te preocupes.

Por el contrario, para otras personas estas celebraciones dan un hálito de alegría a toda la familia y ayudan a sobrellevar el duelo. Platica con tus familiares y decidan en conjunto. Lo más importante es la unión de la familia.

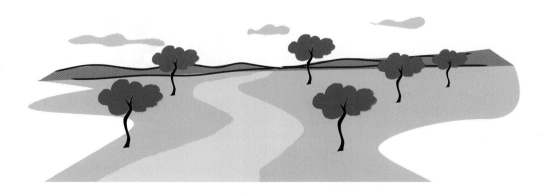

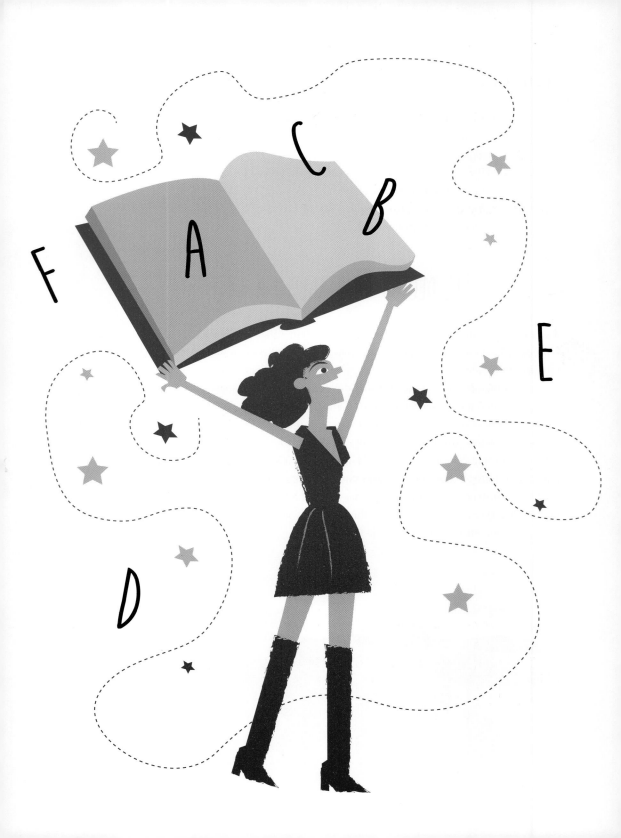

CONCLUSIÓN

Aunque siempre hay mucho más que decir en un libro como éste, es momento de despedirnos (por ahora)…

Pero antes quisiera que tomaras en cuenta algunos aspectos determinantes para perfilar tu personalidad y ser una persona auténtica.

Trata a tu cuerpo como se merece, lo llevarás contigo toda la vida: come saludable, duerme tiempo suficiente, haz ejercicio, relájate, checa tu salud periódicamente. ¡Quiérete!

Siempre sé tú mismo. Los medios de comunicación nos bombardean constantemente con estereotipos de cómo debemos ser. Lo que yo te aconsejo es que nunca te impongas estilos de vida, trabajo, amigos, ropa o actitudes que no vayan contigo, eso es traicionarte a ti mismo. Sé honesto con lo que piensas y lo que quieres. Eso te distingue.

Renuévate constantemente. Este mundo avanza a un ritmo impresionante, y tú debes hacer lo mismo. Pero, atención, esto no tiene que ver con cambiar de look o comprar guardarropa, tiene que ver con salir de tu zona de confort: haz amigos nuevos (o busca viejos amigos), viaja a lugares desconocidos, intenta pasatiempos diferentes.

Esfuérzate, no te vayas por el camino más fácil, enfrenta cualquier situación por difícil que sea, persevera, establece metas (realistas), prepárate constantemente, explota tu inteligencia y creatividad.

No te pongas límites. No tengas miedo de equivocarte, asume riesgos y falla para que puedas superarte a ti mismo. Cualquier circunstancia y persona que aparezcan en tu vida suman aprendizaje, fuerza y carácter.

Por favor, **disfruta cada momento que vivas,** cada suceso es parte de lo que tú eres.

Gracias por darte la oportunidad de leer este libro. Créeme que vas por buen camino, no lo digo porque lo haya escrito yo, sino porque ¡tu curiosidad te lleva a aprender!, y eso, en definitiva, te hará mejor persona. Gracias por estar aquí.

Siempre he dicho que la vida se lee mejor con un libro bajo el brazo.